ウルトラ図解

オールカラー家庭の医学

統合失調症

理解を深めて病気とともに歩む

監修 糸川 昌成
東京都医学総合研究所
病院等連携研究センター センター長

法研

はじめに

本書の特徴について

本書は、ご家族かご本人が統合失調症と診断された方、あるいは、まだ医療機関を受診してはいないけれど、精神科の病気なのだろうかと悩まれている方などを読者に想定しています。こんにち、ほとんどの情報はインターネットで得られます。むしろ、ネットに流れる情報量は多すぎて、なかには間違った内容も含まれていることもあり、どれを信じてよいのか迷うことさえあります。このような情報過多の時代に、なにか情報の質を見分けるのに役立つ工夫がないだろうかと考えていたところ、本書の企画をいただきました。本書では統合失調症の基本的な情報をまとめていますが、監修では、以下の3点を心がけました。

（1）精神医学的にスタンダードとされる情報を網羅する。

（2）インターネットなどで誤解されがちな情報について解説する。

（3）神経科学の観点から説明を加える。

以上のうち（2）と（3）が本書の特色といえます。私は平成元年に医師免許を取得し、精神科の臨床医として四半世紀を送りました。同時に神経科学者として遺伝子などミクロの科学を用いて、脳の研究もしてきました。こうした臨床医学と基礎科学をまたいできた経験を生かすように心がけて監修いたしました。具体的には、本文に対して、（2）と（3）を「プラス1・メッセージ」として書き加えました。

たとえば、「統合失調症は100人に1人がかかる病気」と入門書やネットには書かれています。この情報には2つの意図が込められています。1つはまれな病気ではなく頻度が高いので、誰もがかかりうるということです。だから排除し差別するのではなく、自分もかかるかもしれない病として、地域や社会で一緒に工夫しましょうと意図されたはずでした。もう1つは地域や時代の影響を受けず、どこでも百分の一の人がかかるということで、そこにはご家族が自分のせいでお子さんに不調をもたらしたと自責されないようにという気持ちがあったはずです。

ところが、当初の意図とは裏腹に、環境の影響を受けない「運命的な病気」のようなイメージが一人歩きしました。そこで、「プラス1・メッセージ」に地域によって4倍程度の発症率の差があることを記載しました。感染症や生活習慣病とあまり違わないイメージを提供することで、運命的な病気とは誤解であることを示したつもりです。このように、内科の病気と精神科の病気の根本的な違い、症状のもつ自己保護的な意味、自然治癒力を利用すること、価値観と再発の関係などを、「プラス1・メッセージ」として書き下ろしています。

心には、脳と脳以外の部分がある

近代科学の出発点は、16世紀フランスの哲学者デカルトにまでさかのぼります。デカルトは、世界を物質と物質でないものに二分して、物質世界の普遍的法則性だけを探求する科学という分野を生み出しました。科学は感染症を攻略し、糖尿病やがんなどの慢性疾患も守備範囲におさめ、20世紀に入ると「最後の秘境」である脳への挑戦が始まりました。

物質世界の法則性だけを探求する科学によって、「物質としての脳」に作用する薬剤も発明され、精神科の治療薬になりました。たとえば、ドーパミンという化学物質をつくる神経の働きを止める薬が幻聴を減らします。同じようにＧＡＢＡ《ギャバ》という化学物質を利用する神経は不安と、セロトニンという物質は憂うつな気分と関連するといった具合に、様々な向精神薬が発見されました。科学者になりたてのころの私は、将来は心の状態は全て脳の状態で置き換えられるようになると考えていました。

ところが、脳の研究を進めるうちに、脳に紐づけできない心の状態に気づくようになりました。たとえば、「尊厳」というたんぱく質は、脳をいくら探しても見つかりません。「自尊心」という化学反応もありません。心を込める、心を寄せる、気持ちを汲むといった行為も、脳の状態だけで説明することは大変難しい。

尊厳とは、目の前の人をかけがえのない存在として丁寧に大切に遇したとき、遇された相手と自分との間に発生する共鳴現象のようなものです。つまり、心には幻聴や怒りや不安のように脳に紐づけできる部分と、脳に紐づけられない部分、たとえば人との関係性や、その人の履歴（直前の経験から、はるか昔にいたる過去まで）が作用する部分があることがわかります。

統合失調症の治療には、抗精神病薬による脳の治療と、尊厳や自尊心のように関係性や時間への工夫を重ねる、脳以外の養生の両方が必要になります。

精神症状には病気と病気でないものがある

私が夜道で車を運転していたら、ゴトンとものに乗り上げた場面を想像してみてください。車を止めて街路灯もない暗闇を振り返って見ると、なんと私が乗り上げたものは人の形をしている！「大変だ、早く救急車を呼ばなくては」。携帯電話で１１９番します。大変なことになった。明日からの仕事のこと、家族のこと、世話になった人への不義理など次々と頭に浮かんでは消え、気分は重苦しくふさぎました。食べ物はおろか水さえ喉を通らず、眠れるような状態ではない。ところが、救急車が到着してみると、なんと私が人だと思ったものはマネキン人形だったことが判明しました。すると、あれほど絶望的だった気分は、どこかへ跡形もなく消えてしまいました。果たして、わたしの抑うつ状態とはなんだったのでしょうか。

「人を車で轢《ひ》いてしまった」という体験と、私の「抑うつ状態」の間には因果関係があります。なぜなら、「人を轢いていなかった」とわかったとたんに、「抑うつ状態」は消えてしまったからです。ところが、マネキンとわかってもなお気分が晴れず、食欲は戻らない、いっこうに眠れない場合があります。こういった抑うつ状態は、「人を車で轢いてしまった」という体験と因果関係がありません。なぜなら、「人を車で轢いていない」とわかったのに、いっこうに抑うつが晴れないからです。精神症状には体験と因果関係のあるものとないものがあることがわかります。

体験と因果関係のある症状は、「体験反応」と呼ばれ病気ではありません。慰《なぐさ》めや気晴らしで症状が軽くなったり消えたりします。一方で、体験と因果関係のない症状が精神疾患であり、病気です。こちらは慰めや気晴らしが無効で、精神科の薬が初めて効果をみせます。

私たち精神科医は統合失調症と診断するとき、症状の中に必ず体験と因果関係のないものを見出し、診断の根拠とします。ここで気をつけなければいけないことは、統合失調症と診断された方の精神状態には、体験と因果関係のあるものがたくさん含まれている点です。それらはよく話を聞いて、因果関係のもととなった体験にアプローチしないと解決できません。

つまり、統合失調症の治療には、①精神科の薬による脳の治療、②尊厳や関係性や履歴のような脳以外の養生、③気晴らしや慰めによる体験反応へのいたわりともてなし、④体験反応のもとになった体験へのアプローチが必要となるのです。

これらを意識しながら本書をお読みいただくことで、インターネットの情報のどれを参考にして、どれは参考にしないほうがよいのか、より判断しやすくなればと期待しております。

平成29年11月

糸川 昌成

第1章 統合失調症とは、どんな病気？

第2章 統合失調症の症状について

第3章 診断と急性期の治療について

第4章 維持療養期について

第5章 病気とともに生きるために

【装丁・本文デザイン】㈱イオック
【図解デザイン・イラスト】コミックスパイラる／赤川ちかこ
／㈱イオック
【編集協力】アーバンサンタクリエイティブ／榎本和子

第１章

統合失調症とは、どんな病気？

統合失調症は１００人に１人が発症する身近な病気です。統合失調症はなぜ起こり、どのような経過を辿《たど》るのか？　知っているようで、実はあまり知られていない統合失調症の全体像を、まずは理解しておきましょう。

原因不明の精神疾患「統合失調症」

脳内の何らかの障害で起きる精神疾患

「統合失調症」とは、幻覚《げんかく》や妄想《もうそう》といった症状を特徴とする精神疾患*の1つです。以前は、「精神分裂病」という名で呼ばれていました。しかし、〝精神がバラバラになる〟という病名から、「人格が崩壊する怖い病気」、「一生治らない、病院から出られない」など、誤解と偏見に満ちたイメージを抱かれがちでした。そのせいもあってか、受診の機会が遅れたり、治療が思うように進まなかったりして、回復を困難にしていたケースが多かったのです。

しかし、近年は病気の研究が進み、早期に適切な治療を施せば、症状の軽減や回復も十分可能であることがわかってきました。薬物療法をはじめとする治療法も進歩し、社会復帰を果たす患者さんは格段に増えてきています。

そこで2002年、「精神分裂病」は「統合失調症」という病名に正式に変更されました。「統合」は、思考や感情、判断や行動などといった精神活動の要素を1つの目的に沿ってまとめる能力を意味します。「失調症」は、その能力が一時的に変調を来している状態をいいます。つまり統合失調症とは、「精神活動が一時的に変調を来した状態」といえます。

では、その原因はどこにあるのかといえば、精神活動を司る「脳」に他なりません。食べ物の消化吸収を司る胃腸が障害されれば、腹痛や下痢、便秘などを起こします。同じように、統合失調症の場合、脳内の何らかの障害によって引き起こされる症状が幻覚であったり、妄想であったりするのです。

統合失調症は精神疾患の1つですが、〝脳の病気〟であり、からだの病気と同様、治療が必要な病気なのだということを、まずは理解しておいてください。

用語解説　精神疾患　精神活動を営むうえで何らかの困難が生じ、その困難が症状や行動の変化として現れ、精神科医療による治療や支援が必要になるものをいう。

統合失調症は、治療が必要な脳の病気

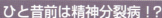

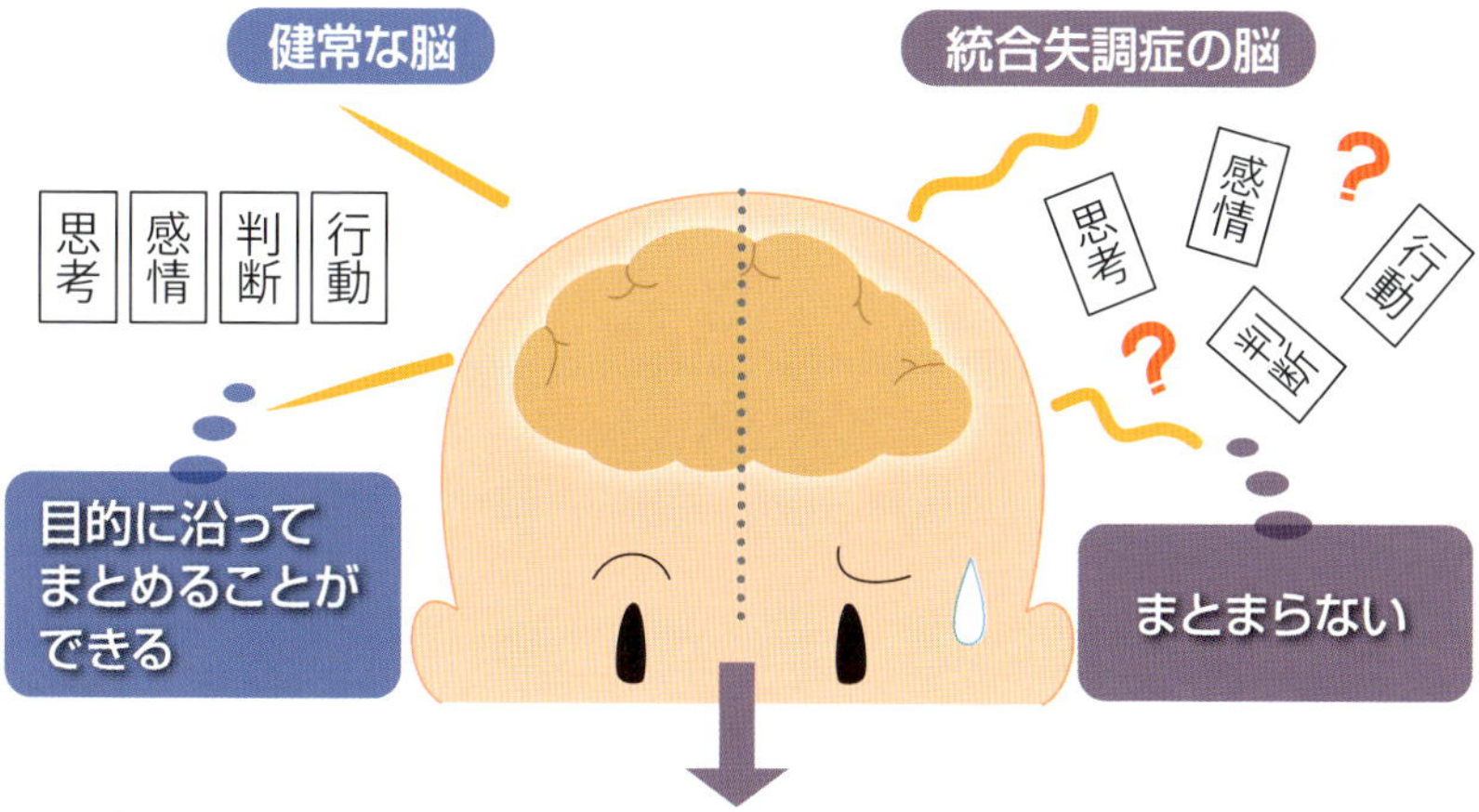

ひと昔前は精神分裂病!?

かつては誤解や偏見も…

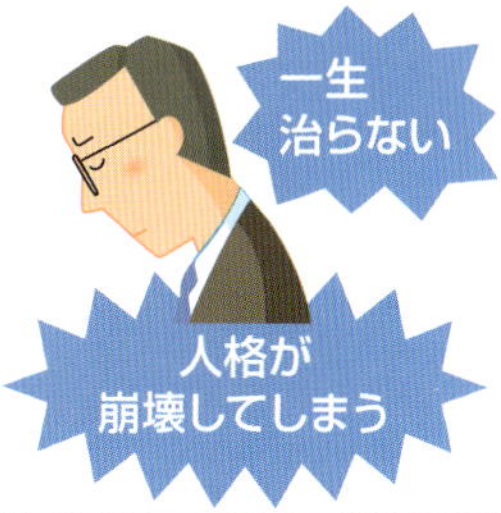
一生
治らない
人格が
崩壊してしまう

2002年より「統合失調症」へ

- 精神活動が一時的に変調を来している
- 脳の何らかの障害が原因
- 幻覚や妄想などは、その症状の1つ
- 適切な治療を施せば、社会復帰も可能

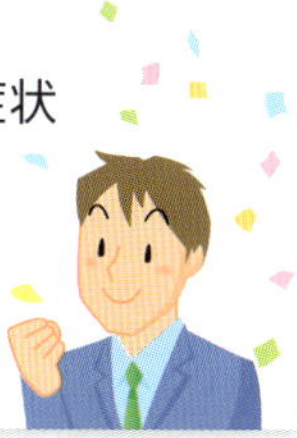

どちらも同じ“治療が必要な病気”に変わりはない

●胃炎や腸炎の場合

胃や腸が障害される

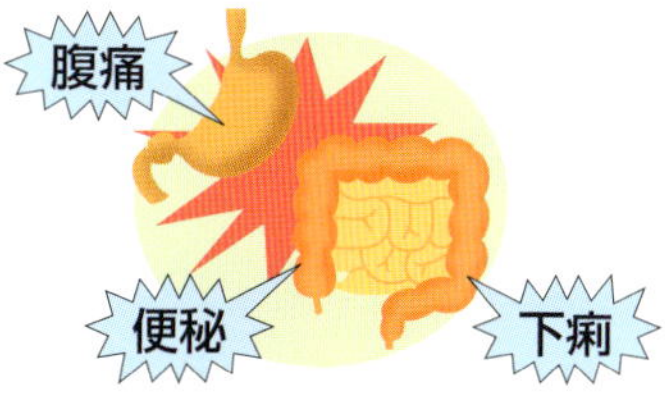
腹痛
便秘
下痢

●統合失調症の場合

脳の機能の一部が障害される

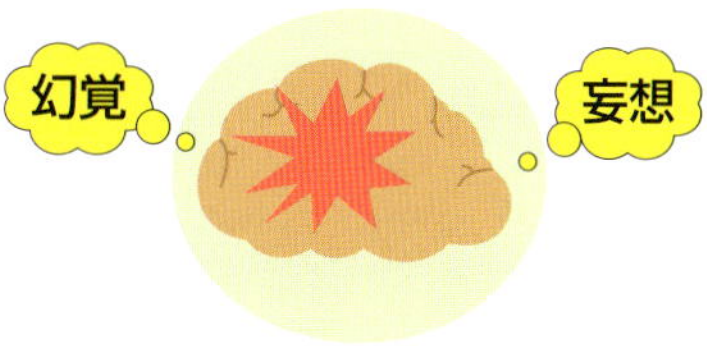

100人に1人が発症している身近な病気

ところで、統合失調症はどのくらいの頻度で発症しているのかをご存知でしょうか?「統合失調症は大変めずらしい特殊な病気」だと思っている人も多いのではないでしょうか?

厚生労働省が3年ごとに行っている『患者調査』*によると、統合失調症、またはそれに近い診断名(統合失調症型障害、妄想性障害)で医療機関にかかっている患者数は77万3000人(2014年)と推計されています。この数字が大きいのか小さいのか、これだけではわかりづらいので、他の病気と比較してみることにしましょう。

たとえば、生活習慣病の代表でもある糖尿病。糖尿病の患者数は316万6000人です。糖尿病を患っている人は、みなさんの周りにも何人かいるでしょうから、患者数は非常に多いということがわかります。近年、高齢化とともに増え続けているアルツハイマー病という病気。こちらは53万4000人です。統合失調症は、これよりも多いということがわかります。ではもう1つ、誰もが知っているであろう病気、胃・十二指腸潰瘍《かいよう》はどうでしょうか? 胃・十二指腸の患者数は31万8000人です。統合失調症の患者数は、その2倍以上。決してまれな病気ではないことがおわかりいただけたと思います。

そこで統合失調症の発症率ですが、世界各国の報告から、およそ1%と推定されています。わが国の統計による患者数が1%に満たないのは、発症していても医療機関を受診していない人、治療を途中で止めてしまった人が数多くいるからです。そのような人たちは統計には反映されませんから、潜在的な患者数も含めると、わが国の統合失調症の患者数は100万人を超えると考えられています。

つまり、統合失調症は100人に1人が発症する身近な病気、いつ誰が発症しても不思議ではない病気だということです。

用語解説 患者調査　厚生労働省が医療施設を利用する患者について、その傷病の状況等の実態を調べるために3年ごとに行っている調査。

統合失調症が"めずらしい病気"と思われている理由は？

■ 統合失調症とその他の病気の患者数の比較 ■

未受診、治療を中止・中断している人も含めると、患者数は100万人を超えると推測される

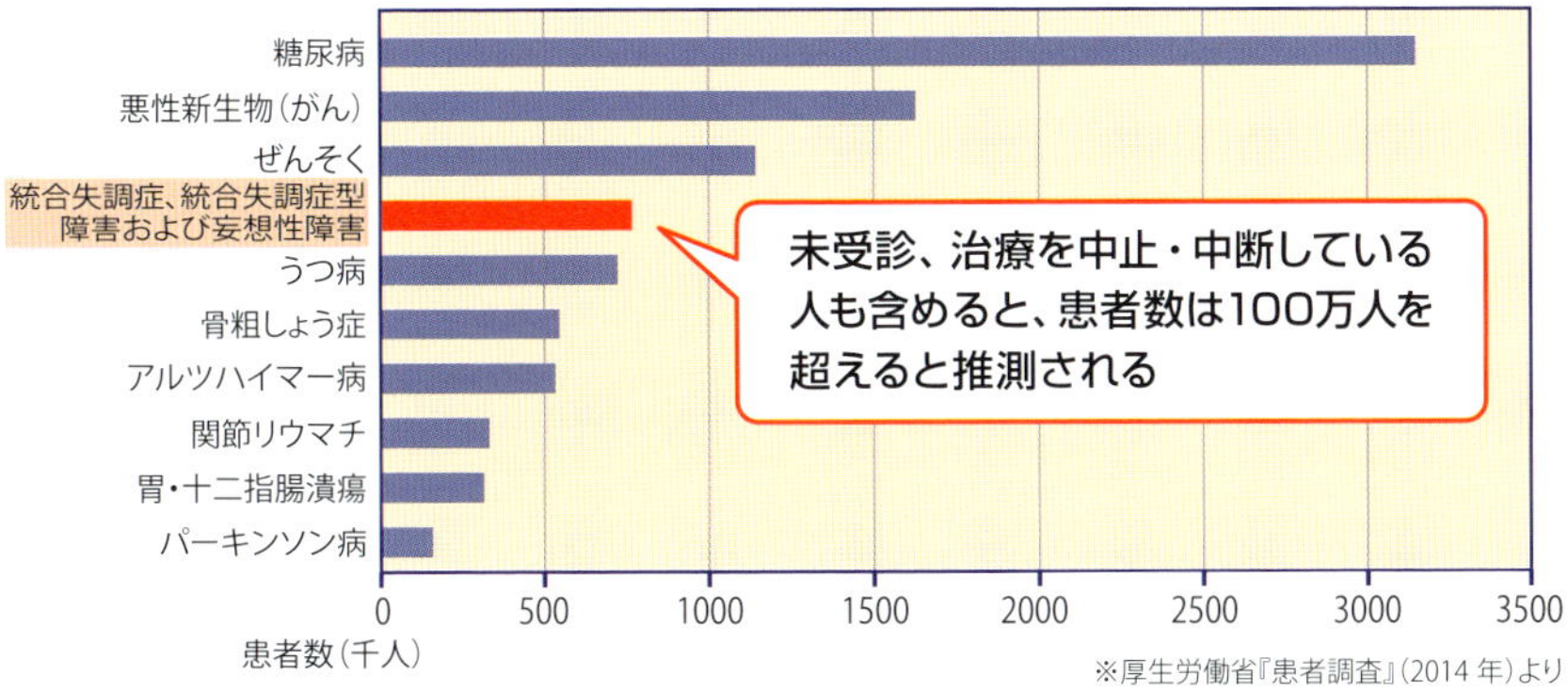

※厚生労働省『患者調査』(2014年)より

患者数は決して少なくないのに、身近で統合失調症の人を見かけないのはなぜ？

その理由はおもに2つ

1. 必要な治療を受けていない、治療を中断してしまった

重い症状から日常生活や社会生活・学校生活などが困難に（長期入院）……

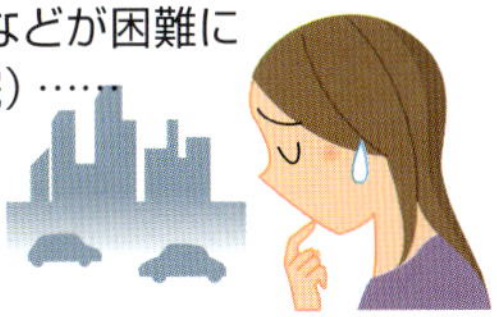

2. 怖い病気（誤解）、知られたくない病気（偏見）

今なお、病気を隠そうとする風潮が根強くある

統合失調症は環境の影響を受けている

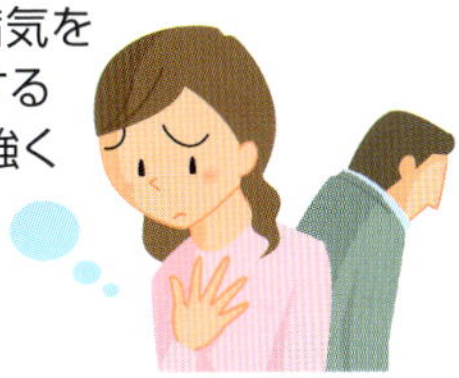

Dr.ITOKAWA プラス1・メッセージ

かつて、「どの民族でも時代を超えて100人に1人がかかる病気」とされていたことがありました。この表現によって「珍しくない身近な病気」であると紹介された一方で、時代や環境の影響を受けない「運命的な病気」という誤解もうまれました。

現在では、WHO（世界保健機関）の調査研究などで、発症率は地域によって4倍程度の開きがあることが明らかとなっています。つまり、感染症や生活習慣病と同様に環境の影響を受ける運命的ではない病気だということです。(文献①:157頁)

若年層での発症が多い病気

前項で、統合失調症はいつ誰が発症してもおかしくない病気であると述べましたが、発症年齢には特徴があります。がんや生活習慣病など、加齢とともに発症リスクが高まる病気が多いなかで、統合失調症は若年層での発症が多いのです。

10代後半から30歳代にかけて、いわゆる思春期から青年期といわれる時期での発症が最も多く、全体の70～80％を占めています。発症のピークは20歳前後にあり、平均は男性で27歳、女性では30歳と、男性の方が若干早く発症する傾向にあるようです。10歳以下で発症するケースは少なく1％未満ですが、小児期での発症もまれにあります。また、中年期あるいは老年期に発症することもあり、発症年齢にピークはあるものの、どの年齢でも発症する可能性があるといえます。

男女別の発症率については、男性の方が女性よりも1・4倍高いという報告もありますが、現在ははっきりした男女差はないと考えられています。

統合失調症の発症のピークは、男女ともに進学や就職、結婚や出産などといった人生の節目の時期と重なります。環境の大きな変化は、それだけでも大きなストレスになることが知られています。ストレスと統合失調症の関係については、後にくわしく述べますが、環境の変化という大きなストレスが発症の一因になっている可能性もあります。

ただ、学校を卒業して社会に出ようとする時期、あるいは新しい家庭を築こうとする時期に統合失調症を発症すると、その後のライフプランやライフスタイルを見直す必要が出てきます。家庭や社会とのつながりを維持しながら、自立して生きていくためにも、まずは病気を正しく理解することが重要です。

そこで次は、統合失調症の発症メカニズムと発症要因について、もう少しくわしく見ていくことにしましょう。

思春期～青年期に発症しやすい病気

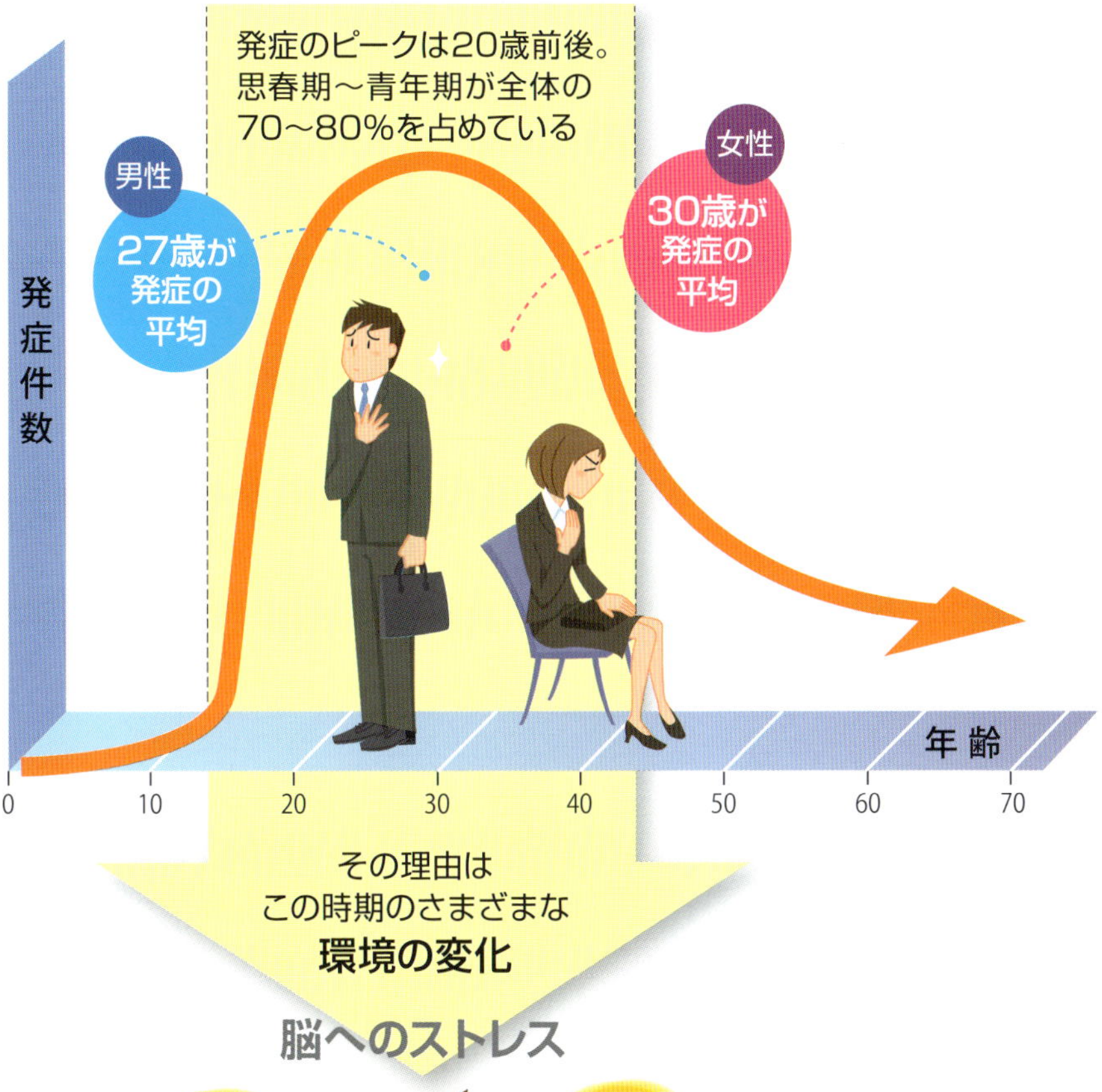

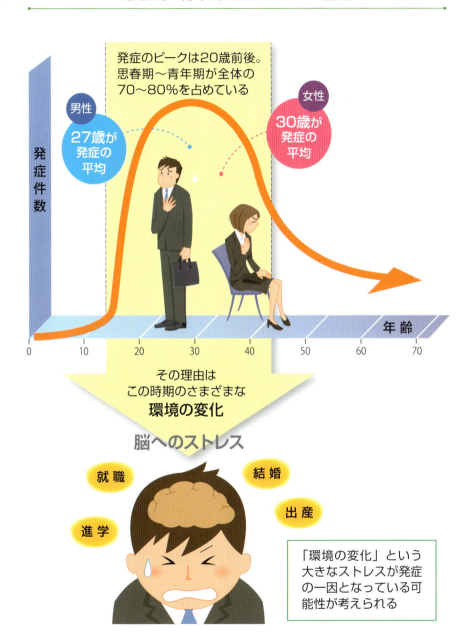

「環境の変化」という大きなストレスが発症の一因となっている可能性が考えられる

脳の働きが心をコントロールする

精神活動を司る脳のしくみ

統合失調症というと、「性格の異常」あるいは「心理的な要因や親子関係の問題による心の病気」など、誤った認識がまだまだ根強く残っているようです。しかし現在は、統合失調症が性格や心の問題であるという考え方は否定されています。なぜなら、問題は「脳」にあることがわかってきたからです。

統合失調症は、思考や感情などの精神活動にまとまりがなくなり、幻覚や妄想、思考滅裂《めつれつ》、意欲低下などの症状を来す病気です。考えたり、判断したり、怒ったり、喜んだりといった精神活動は、心の持ちようでコントロールできると思われがちですが、実はすべて脳でコントロールされているのです。

脳は大脳、間脳、小脳、脳幹などから成り、それぞれの部位は異なる働きを担っています。なかでも人間らしい高度な精神活動を担っているのが、大脳の表面に広がる大脳皮質です。大脳皮質は前頭葉、頭頂葉、側頭葉、後頭葉の4つの領域に分けられ、物事を理解・判断したり、創造したり、思考や意欲、感情などをコントロールしたりする中枢は前頭葉にあります。統合失調症では、この前頭葉に異変がみられることが多いのです。また、側頭葉には記憶や聴覚情報を処理する中枢があり、側頭葉に異変があると、記憶障害や幻聴がみられます。

一方で、大脳皮質には、1千数百億個もの「神経細胞」があり、これらの神経細胞が情報を伝え合うことで高度な機能を果たしています。神経細胞同士は、「神経伝達物質*」と呼ばれる化学物質を介して情報を伝え合っているのですが、この神経伝達物質のアンバランスが、統合失調症の発症に深くかかわっているのではないかと考えられています。

用語解説 神経伝達物質　脳の神経細胞が情報を伝達するために放出する物質のこと。ドーパミンやセロトニン、アセチルコリンなど様々な種類が発見されている。

思考や感情は脳でコントロールされている

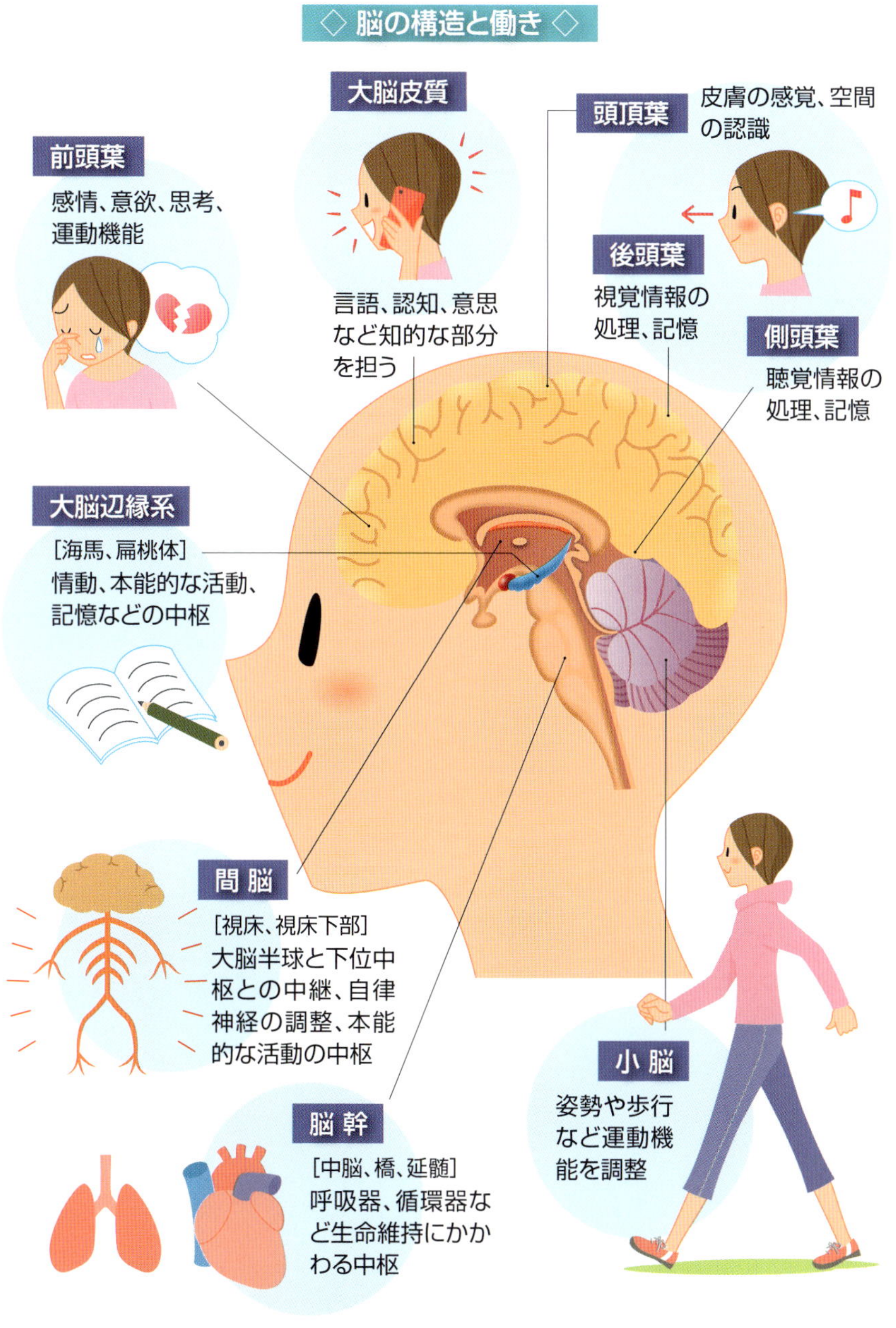

統合失調症の発症の要因は?

様々な要因が絡み合って発症する

統合失調症は、脳に何らかのトラブルが起こり、脳に機能障害を生じる病気です。では、何らかのトラブルとは? トラブルの原因は? というと、実は、根本的かつ確定的な原因は現在のところわかっていません。ただ、原因は1つではなく、いくつかの要因が複雑に絡み合って病気を発症すると考えられています。その1つが、「遺伝的な要因」です。

統合失調症が偏見をもたれる理由の1つに、「統合失調症は遺伝病」という誤解があります。そのため「統合失調症は遺伝するのではないか」と、心配される人も多いことでしょう。たしかに、統合失調症の人の家族歴をみてみると、同じ家系に複数の患者さんが見つかることがあります。しかし一方で、遺伝子が同じである一卵性双生児が、2人とも統合失調症を発症する確率は48%とされています。これが二卵性双生児になると17%に下がり、統合失調症の親から生まれた子どもでは13%と、遺伝の影響はさらに低くなります。遺伝がリスクを高めることはありますが、それがすべてではないということです。

統合失調症に関連する遺伝子[*]はいくつか報告されていますが、果たしてどの程度関連しているのか、研究者たちの見解はまちまちで、確定的な遺伝子はまだ見つかっていません。統合失調症にかかわる遺伝子を受け継いでいても、病気を発症するとは限らず、さらなる要因が加わらなければ、一生発症せずにすむことも多いということです。

統合失調症の発症には、遺伝以外にも、「脳内物質の変調」や「ストレス」、「環境的な要因」がかかわっています。それぞれの要因について、くわしく見てみることにしましょう。

用語解説 統合失調症に関連する遺伝子 「DISCI 遺伝子」「NOTCH4 遺伝子」「ニューレグリン-1 遺伝子」「PRODH2／DGCR6 遺伝子」「Nogo 遺伝子」などが報告されている。

統合失調症の発症要因は？

統合失調症の家族がいたとしても病気を発症するとは限らない

同じ家系での発症率

- 一卵性双生児（一致率）……… 48％
- 二卵性双生児（一致率）……… 17％
- 患者さんの子ども……… 13％
- 一般集団………… 1％

発症には遺伝子以外にも様々な要因がある

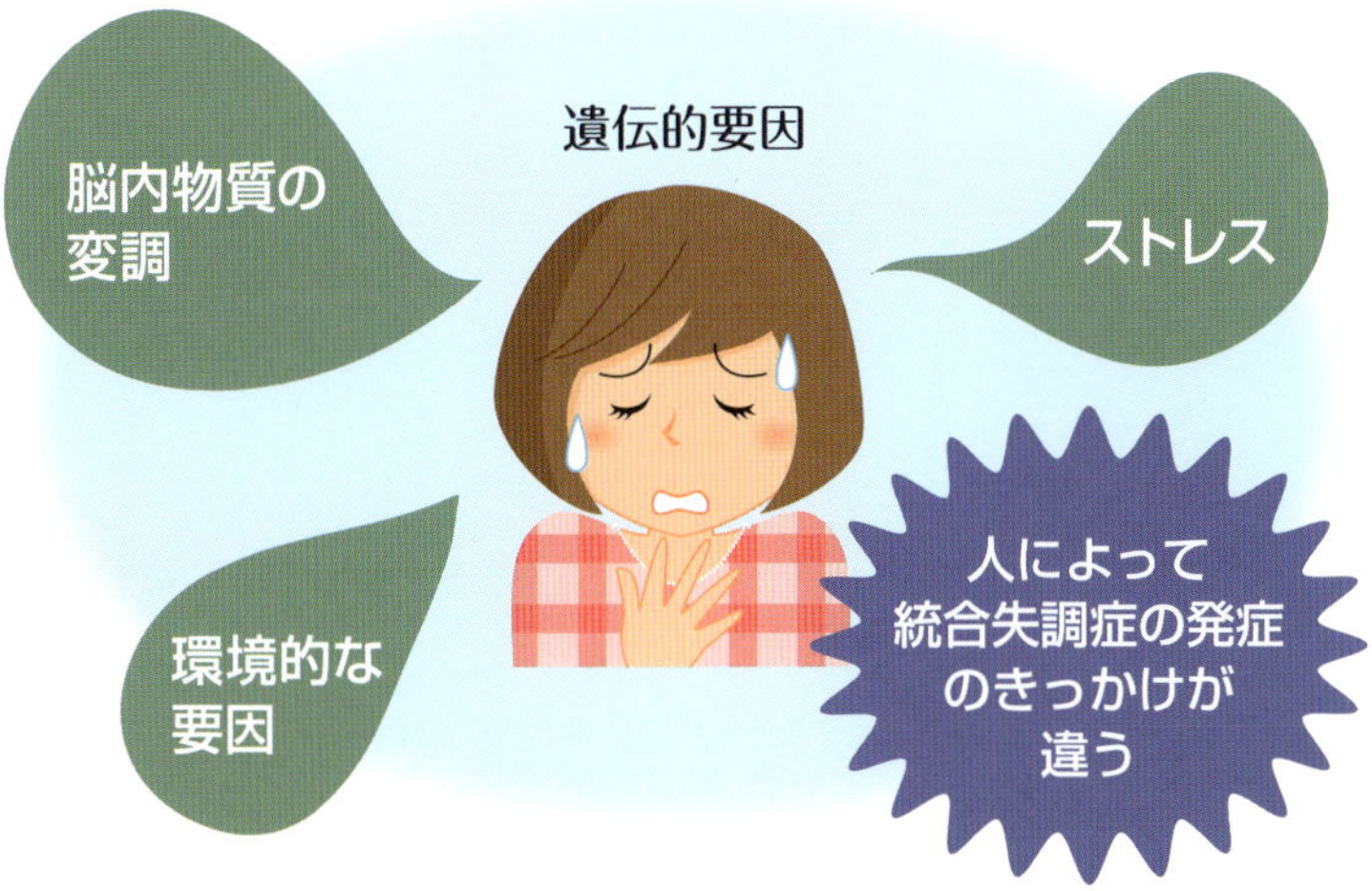
遺伝的要因
脳内物質の変調
ストレス
環境的な要因
人によって統合失調症の発症のきっかけが違う

脳内物質の変調が影響する

これまでの研究から、統合失調症の発症には「脳内物質（神経伝達物質）の変調」が大きくかかわっていることがわかってきました。

先にも述べたように、脳内では無数の神経細胞がネットワークをつくりあげ、思考や感情などの情報を伝え合っています。この情報伝達に重要な役割を果たしているのが「神経伝達物質」です。

神経細胞同士が情報を伝え合うときは、一方の神経細胞から神経伝達物質が放出され、もう一方の神経細胞の受容体がこれを受け取ることで情報伝達が行われます。神経細胞と神経細胞の連結部分は「シナプス」と呼ばれ、神経細胞同士はぴったりとくっついているわけではありません。そこにはわずかな隙間《すきま》があり、この隙間を「シナプス間隙《かんげき》」といいます。シナプス間隙を神経伝達物質が行き交うことで、脳は高度な情報処理を行っているのです。

神経伝達物質には、ドーパミンやセロトニン*、アセチルコリンなど、様々な種類が発見されており、それぞれ異なる働きを持っています。なかでも、統合失調症ととくに関係が深いとされているのが「ドーパミン」です。

ドーパミンは、感情、注意、意欲、認知機能、運動調節などにかかわる物質で、気持ちを興奮させたり、緊張させたりする働きがあります。統合失調症では、ドーパミンが過剰に放出されることによって、異常な興奮や緊張が起こり、注意力や集中力が低下してしまいます。また、気にしなくてもよいことが異常に気になったり、頭のなかに色々な考えがわき起こったりするため、これらが幻覚や妄想を誘発するのではないかと考えられています。

また、最近はドーパミンだけでなく、「セロトニン」や「グルタミン酸」、「GABA（ギャバ）」など、様々な神経伝達物質の変調が統合失調症にかかわっていることもわかっています。

用語解説　セロトニン　脳内で神経伝達物質として働く物質。精神を安定させ、気分を落ち着かせる作用がある。

統合失調症とドーパミンの深い関係

脳内では神経細胞がネットワークをつくり、思考や感情などの情報を伝え合っている。この情報伝達に重要な役割を果たしているのが「神経伝達物質」

ドーパミンが過剰に放出されると……

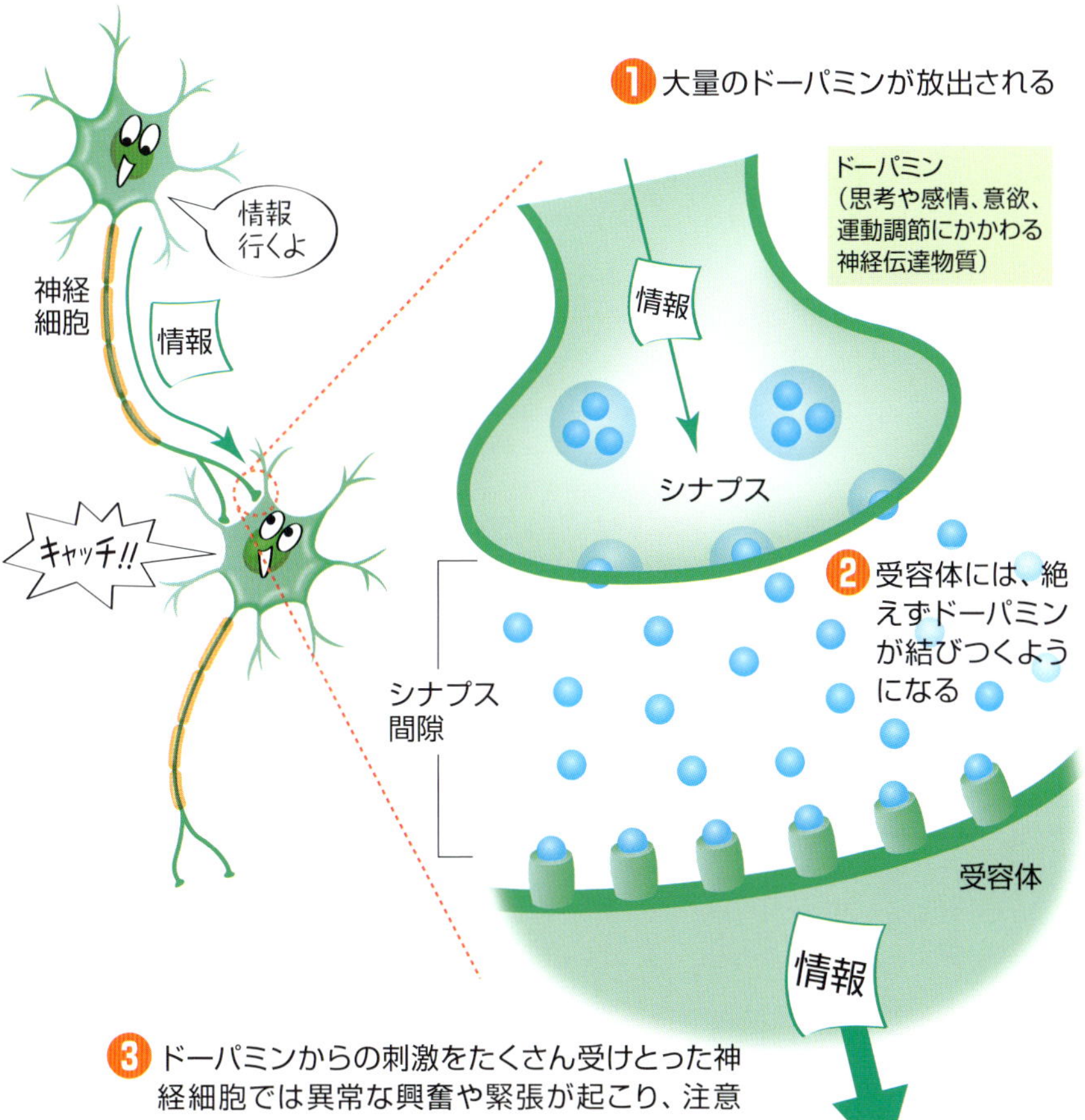

❶ 大量のドーパミンが放出される

ドーパミン
（思考や感情、意欲、運動調節にかかわる神経伝達物質）

❷ 受容体には、絶えずドーパミンが結びつくようになる

❸ ドーパミンからの刺激をたくさん受けとった神経細胞では異常な興奮や緊張が起こり、注意力や集中力が低下する。
その作用が幻覚や妄想を誘発するのではないかと考えられている

ストレスが影響する

ストレスが心身に影響を与えることは、よく知られています。統合失調症も例外ではありません。統合失調症は、進学や就職などといったライフイベント後に発症しやすいことが知られています。環境が大きく変わるライフイベント*は、それだけでも大きなストレスになり、それが統合失調症の発症に何らかの影響を与えているのは確かのようです。

しかし、大きなストレスを受けたからといって、誰もが統合失調症を発症するわけではありません。ストレスを上手に乗り越えられる人もいれば、そうでない人もいます。統合失調症の発症には、ストレスの有無や大きさだけでなく、その人自身の「もろさ（脆弱性《ぜいじゃくせい》）」がかかわってくるということです。

そこで、統合失調症とストレスの関係を説明する際によく用いられる学説に、「ストレス脆弱性モデル」という理論があります。簡単に言うと、統合失調症は、「ストレスに対するもろさ（脆弱性）を持っている人が、一定以上のストレスを受けたときに発症する」という考え方です。

なお、ここで言う「ストレスに対するもろさ」とは、気持ちや心が弱いという意味ではありません。統合失調症という病気になりやすい素質、すなわち「脳の脆弱性」を意味します。そこには、脳内物質の異常や脳の構造的な変化などが考えられます。

では、ストレス脆弱性はどのようにしてつくられるのかといえば、遺伝的な要因に加えて、胎児期を含むこれまでの人生における環境的な要因（28頁）が重なることによって、脆弱性が形成されるといわれています。

ストレス脆弱性を抱える人は、日々の慢性的なストレスに耐えうる力も弱いものです。そこへライフイベントのような大きなストレスが加わり、その人のストレス耐性の限界を超えたとき、統合失調症を発症してしまうと考えられています。

用語解説 ライフイベント　家族や親しい人との死別、結婚、出産、離婚、就職、失業、進学など、人生における大きな出来事のこと。

ストレスと統合失調症

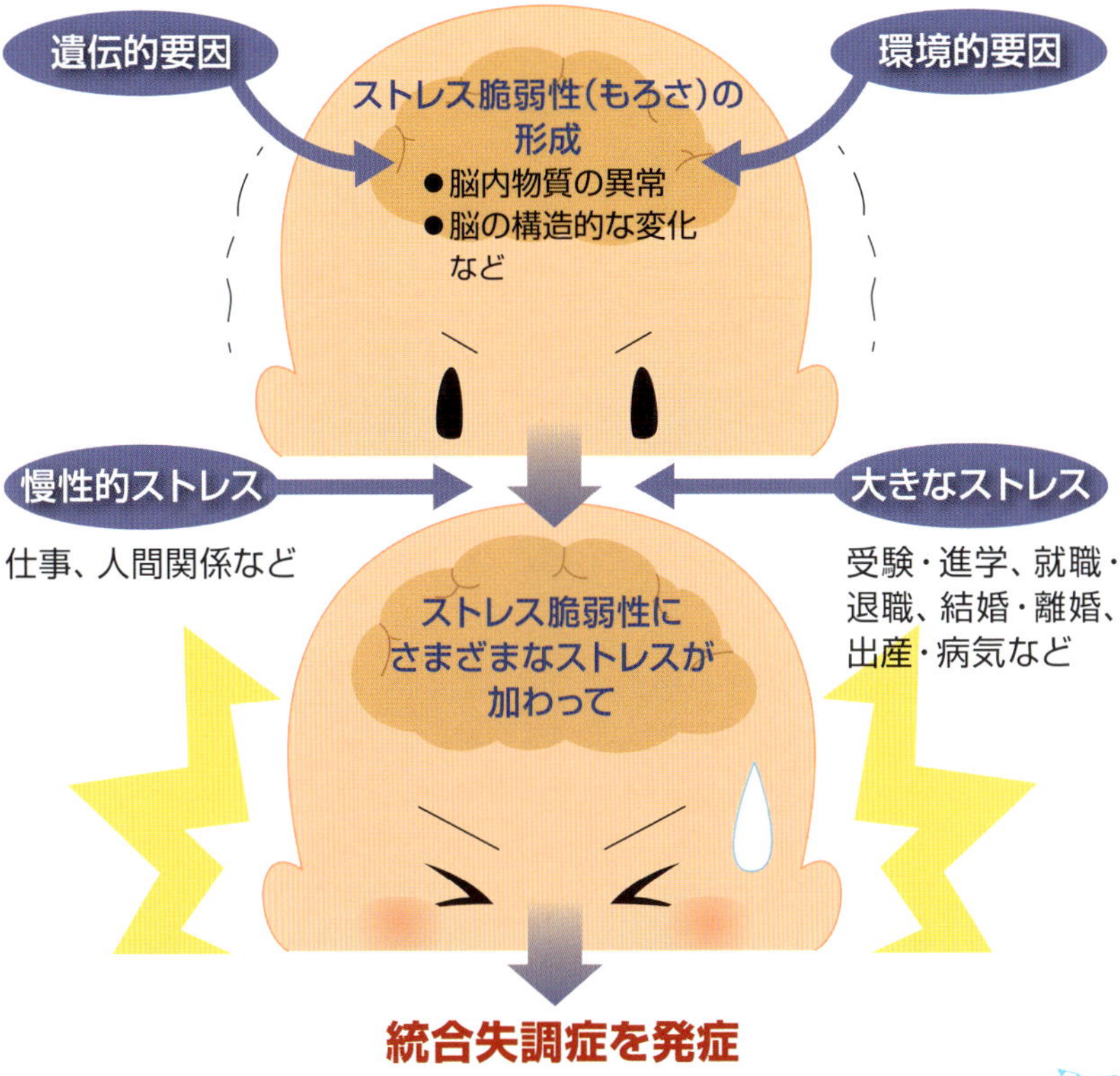

Dr.ITOKAWA プラス1・メッセージ

悪い結果よりも良い結果に注目したほうが健康度は増す

よく、ストレスはどのようにして避けたらよいですかと聞かれます。ストレスは減らそうとすると増えるというパラドックス(矛盾)があります。むしろ、ストレスからの回復のスピードに注目すると良いことがあります。前回は回復に3日かかったけど、今回は1日で回復したとします。この場合、3日かかった回復を反省するのでなく、1日で回復できたのは何が良かったのか、ご家族で話し合ってみてください。

ご本人もご家族も気づかないうちに、回復を助けるようなこと(たとえば脳に良いようななにか)をしている場合があります。3日かかったほうを注目して要因を反省するよりも、3分の1で回復できた要因を喜ぶほうが、ご本人もご家族も気持ちが健やかになります。そうした、回復を助ける要因(工夫)を少しずつ生活の中で取り入れて増やすと、ご本人とご家族の健度が増してきます。(文献②:157頁)

環境が影響する

統合失調症は、遺伝やストレスだけで発症するわけではありません。統合失調症の発症には、環境も影響していると考えられます。ここでは、環境的要因として、いくつか報告されているものを紹介しましょう。

まず1つに、統合失調症の患者さんでは、胎児期に母親に何らかの感染症や中毒があったり、出産時に難産であったりした割合が高いといわれています。また、統合失調症の患者さんは、出産時に低体重であった頻度が一般よりも少し高いといわれています。妊娠中の低栄養や飲酒、喫煙などは低体重の原因になることから、これらは胎児の脳の発達に何らかの影響を及ぼす可能性があるといえます。

統合失調症には、感染症との関係も指摘されています。統合失調症は、冬から早春にかけて生まれた人に多いことが知られており、冬期はウイルス性の感染症が流行しやすいことから、母親が妊娠後期に何らかのウイルスに感染することで胎児の脳にも影響が及び、後に統合失調症の発症に関係してくるのではないかと推定されています。実際に、インフルエンザなどのウイルス性疾患が流行した年に生まれた人に、統合失調症の患者さんが多いとする報告もあります。

一方で、環境というと家庭環境、すなわち「親の育て方に問題があるのではないか」と思われがちですが、幼児期の虐待など極端なケースは別として、育て方や親子関係が大きく影響することはありません。そのほかにも、都市部で生まれ育った人は、地方都市で生まれ育った人にくらべて統合失調症の発症率が高いという報告もありますが、はっきりした理由はわかっていません。

また、小児期、思春期以降の環境としては、アルコールや大麻、覚醒剤《かくせいざい》の乱用とともに、喫煙も統合失調症のリスクを高めるという指摘もあります。

統合失調症にかかわる環境的要因

1 胎児期

母体のウイルス感染、
低栄養、飲酒、喫煙など

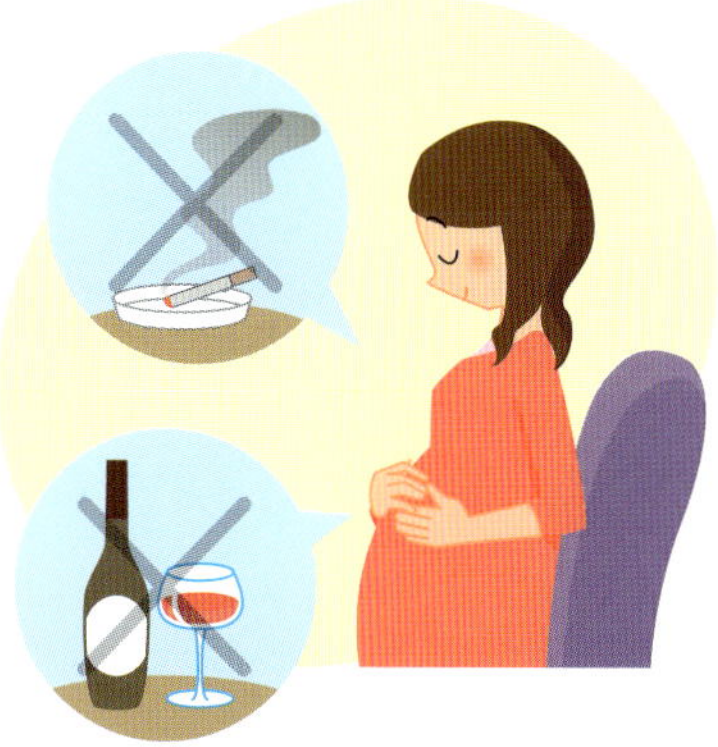

2 出産時

出産時の難産、低体重など

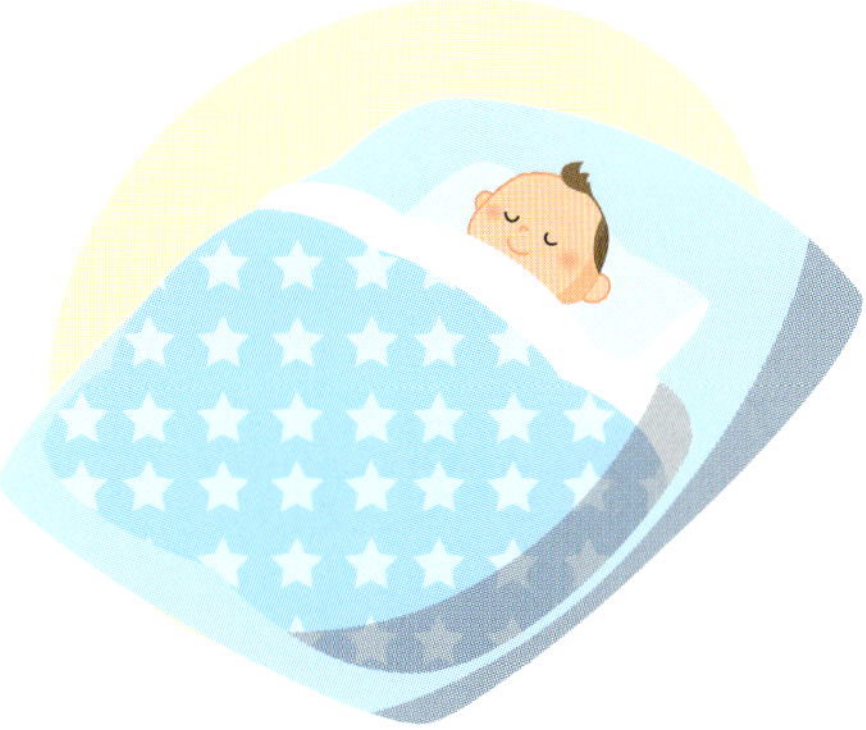

3 小児・思春期

アルコール、大麻、覚醒剤
の乱用、喫煙など

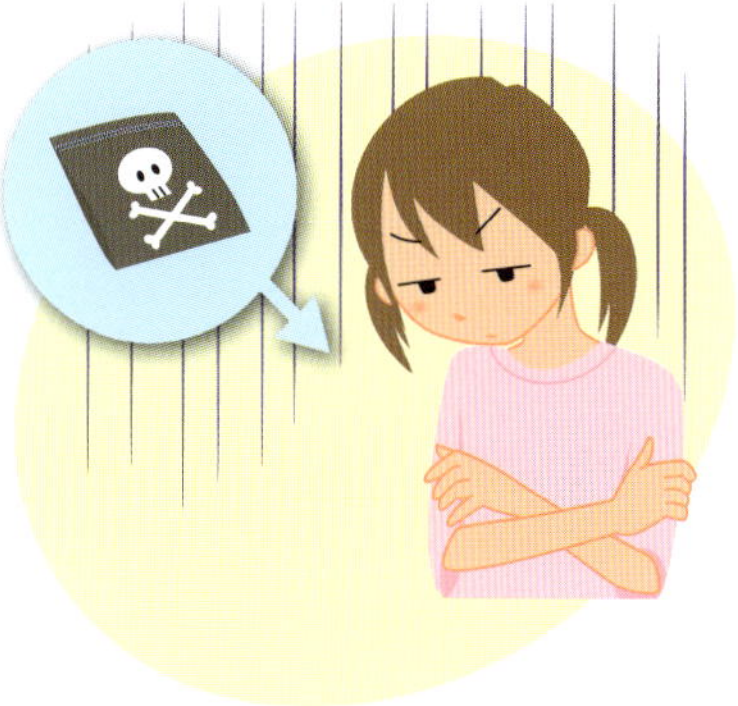

4 生まれ育った場所

地方で生まれ育った人に比べ、
都市部で生まれ育った人の発
症率が高いという報告がある
（はっきりした理由はわかって
いない）

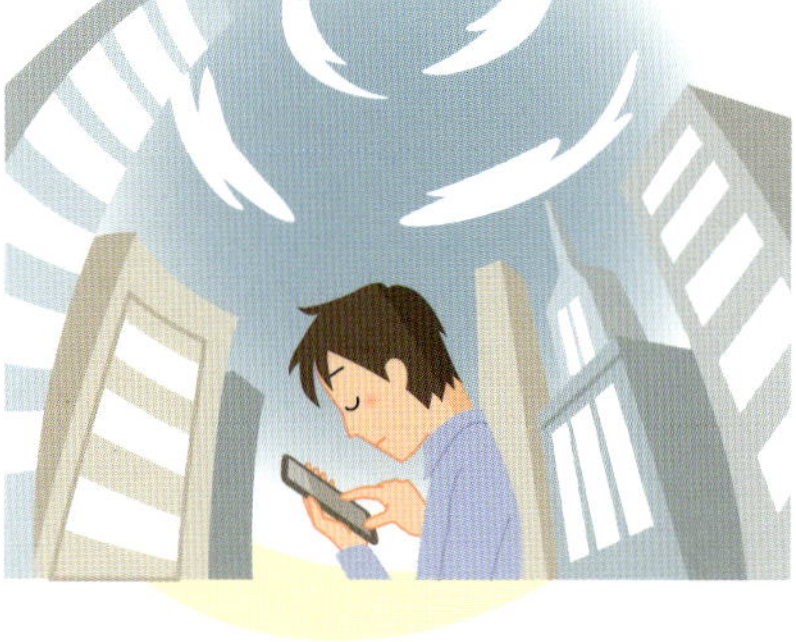

統合失調症の発症から予後

前駆期（前兆期）～急性期

統合失調症を正しく理解するためには、どのような経過を辿《たど》るのかを知っておくことも重要です。統合失調症の経過は、「前駆期（前兆期）」、「急性期」、「休息期（消耗期）」、「回復期（安定期）」の4つの病期に大きく分けられ、病期とともに症状も変化していきます。それぞれの特徴を見ていきましょう。

統合失調症には前駆期、あるいは前兆期といって、発症前に前ぶれのような症状がみられる時期があり、前駆期は病気を発症する数年前から始まっていると考えられています。前駆期によくみられる症状としては、不眠、食欲不振、不安や焦り、緊張、抑うつ気分、意欲や集中力の低下などがあります。また。昼夜逆転や引きこもりなど、生活のパターンにあきらかな変化がみられることもあります。

ただ、これらの症状は疲れやストレスがたまったときなど、病気でなくても起こりうる症状のため、見過ごされがちです。また、うつ病や不安障害*など、他の精神疾患の症状とも重なるため、前駆期の症状だけで統合失調症かどうかを見極めるのは難しいものです。しかし、この段階で精神科を受診し、継続して経過を診ていくことができれば、発症を防いだり、早期発見・治療につなげることができます。

前駆期を経て急性期へ移行すると、幻覚や妄想、興奮などといった「陽性症状（46～55頁）」が強く現れるようになります。幻聴や被害妄想が現れると、不安や恐怖、切迫感、疑い深さなどが強くなるため、周囲との良好な関係を保つのが難しくなり、家庭生活や社会生活にも支障を来すことがあります。

急性期の強い陽性症状は1～2か月ほど続き、その後、休息期（消耗期）へと移行します。

用語解説　不安障害　不安や恐怖が異常に高まり、生活に様々な支障を来す疾患の総称。「パニック障害」「社会不安障害」「全般性不安障害」などがある。

統合失調症の経過

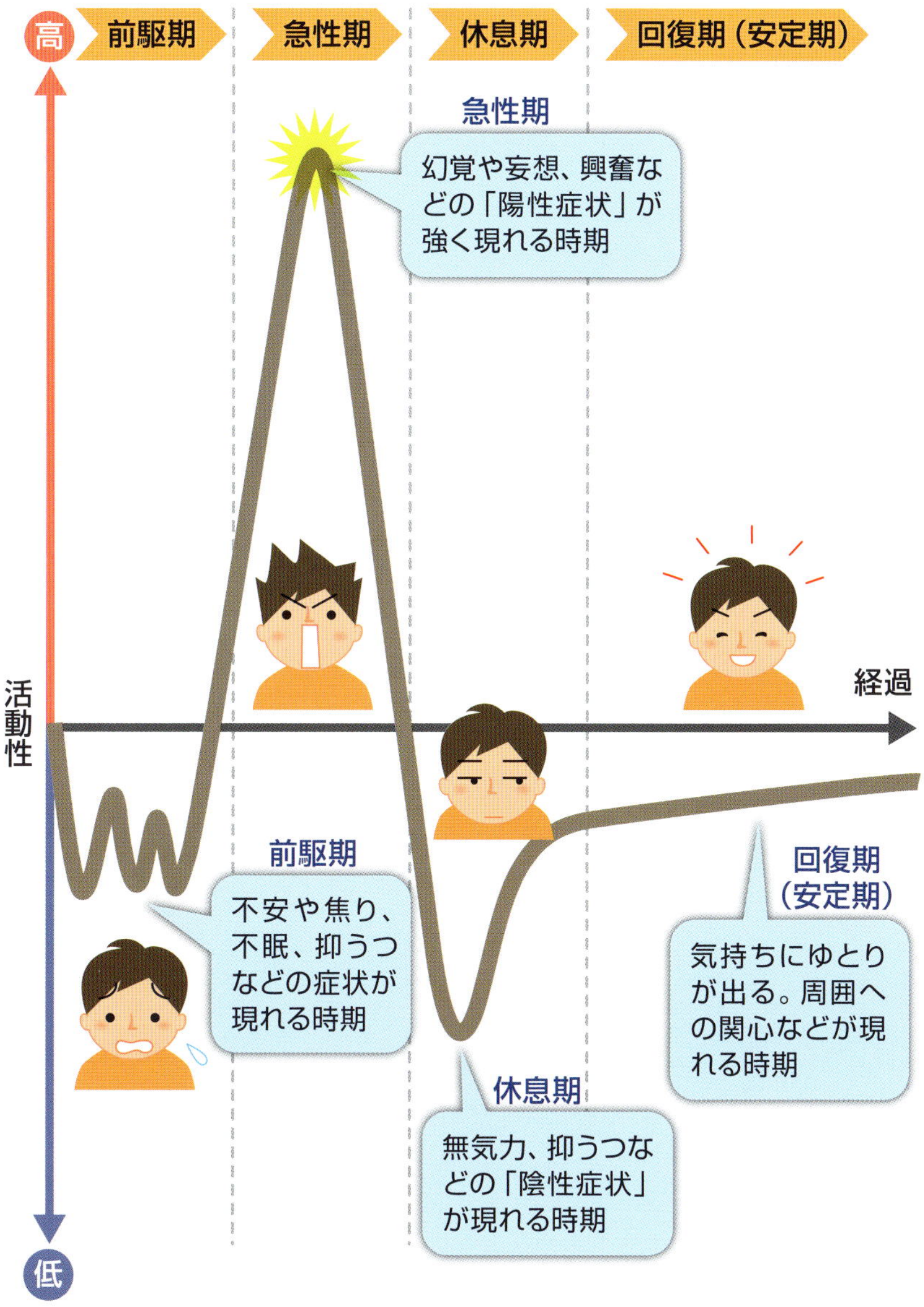
高
前駆期
急性期
休息期
回復期(安定期)
急性期
幻覚や妄想、興奮などの「陽性症状」が強く現れる時期
活動性
経過
前駆期
不安や焦り、不眠、抑うつなどの症状が現れる時期
休息期
無気力、抑うつなどの「陰性症状」が現れる時期
回復期(安定期)
気持ちにゆとりが出る。周囲への関心などが現れる時期
低

休息期（消耗期）～回復期（安定期）、そして予後

急性期の激しい症状が落ち着いてくると、ガクンと元気がなくなり、無気力、抑うつ、倦怠《けんたい》感などといった「陰性症状（56～57頁）」が現れてきます。休息期（消耗期）の始まりです。

急性期の症状は、幻覚や妄想による現実離れした言動が特徴でしたが、休息期に入ると少しずつ現実感を取り戻してきます。ただ、急性期の興奮状態とはうって変わって、感情が乏しくなり、思考力や判断力、集中力や意欲も低下します。また、周囲に無関心になり、人付き合いを断って引きこもりがちになることもあります。

激しい症状が続く急性期は、多くのエネルギーを消費します。休息期には、気力も体力も消耗した状態になり、脳の活動性も低くなるのです。休息期の患者さんは、薬物療法の影響もあり、1日中ボーッとしていたり、眠ってばかりいることがありますが、この時期は消耗したエネルギーをじっくり蓄える充電期間でもあり、十分な休息が必要なのです。

休息期は多くの場合、数か月続きます。その間、十分な休息をとり、適切な治療を続けることで、回復期（安定期）へと向かいます。

回復期は、少しずつ安定感を取り戻していく時期です。周囲への関心や意欲も出てきて、活動の範囲や内容が広がってきます。リハビリテーションや社会技能訓練（SST）、デイケアなどへ参加しながら、社会復帰をめざします。ただし、陰性症状が続いていたり、認知機能障害（58～59頁）が現れやすい時期でもあるので、治療の継続は重要です。

こうして安定期は通常、数か月～数年単位で経過し、適切な治療を続けることによって、およそ半数が発症前の状態まで回復するとされています。一方で、回復期あるいは回復後に再発（次項）をくり返すケース、陰性症状や認知機能障害が慢性化してしまうケースもみられます。

統合失調症の病期と特徴

前駆期

不安、あせり、抑うつ気分などの「精神症状」や食欲不振、不眠などの「身体症状」がみられる。統合失調症に移行するのは2割程度といわれている

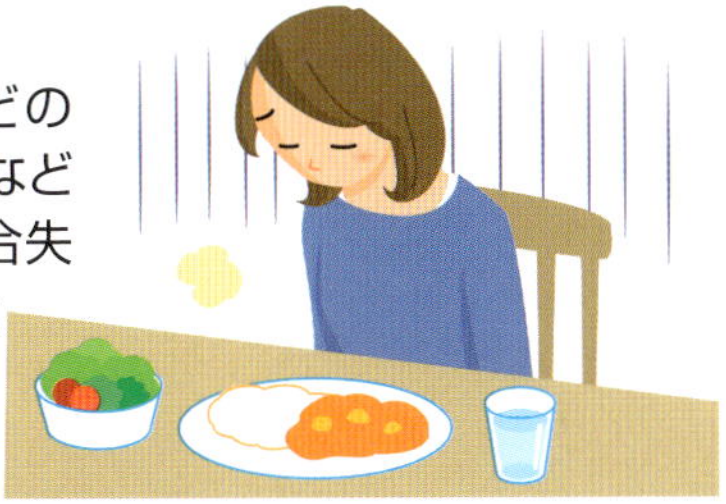

急性期

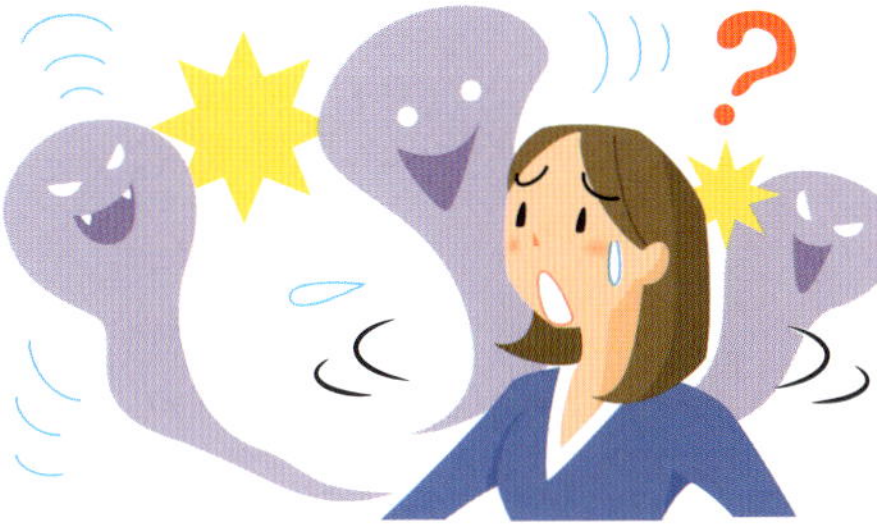

幻覚や妄想などの症状が現れる時期。統合失調症である自覚に欠けることが多い

休息期

現実感が少しずつ戻ってくる時期。感情の起伏が少なくなり、思考力も低下するなどの症状がみられる

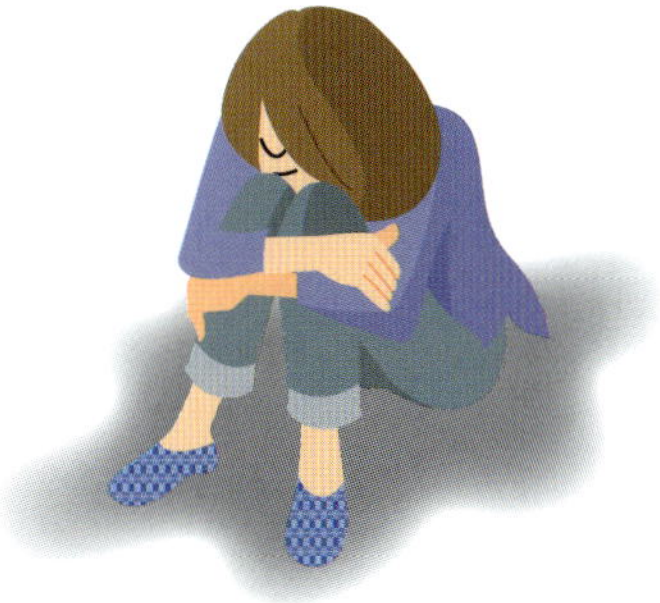

回復期

ゆっくりと安定感が出てくる時期。陰性症状や認知機能障害が現れやすいので、治療を続けながら、リハビリテーションや社会技能訓練、デイケアなどに参加して社会復帰をめざす

再発を防ぐ注意が必要

再発をくり返すケースが多い

回復期に入って症状が落ち着いてくると、家族も患者さん自身も、「もう病気は治ってしまったんじゃないか」と油断しがちになります。しかし、この時期は、ちょっとした油断が「再発」を招くことがあります。また、再発は、回復して社会復帰を果たしたあとに起こることもあり、注意が必要です。

再発の原因はおもに2つあり、1つが「治療の中断」です。統合失調症の治療は、数年単位の長期に及びます。長く薬を飲み続けることに、不安や疑問を感じることもあるでしょう。症状が治まってくれば、「もう薬は必要ない」と思われるかもしれません。逆に症状がなかなか改善しないと、「薬のせいではないか」と疑いたくなるかもしれません。しかし、勝手な判断で薬を止めてしまうと、高い確率で再発することがわかっています。症状の改善はもちろん、再発を防ぐためにも、適切な薬物療法が不可欠だということを理解してください。

もう1つの原因は「ストレス」です。進学や就職、結婚など、環境が大きく変化する出来事は、病気の発症にも影響しますが、再発への影響はさらに大きいとされています。ライフイベントの前後は、とくに患者さんの精神状態に注意し、心の安定を図るよう気を配る必要があります。

再発は不眠、不安、抑うつなど、前駆期の症状から始まり、再び急性期、休息期、回復期という経過を辿ります。また、再発をくり返すと、症状が慢性化する危険も高まります。再発を防ぐためには、統合失調症は再発しやすい病気と心得て、適切な治療を続けるとともに、ストレスに注意して生活することが大切です。

油断が「再発」を招くことがある

症状が落ちついてくる。回復期におちいりやすいのが「治ったのではないか」という思い込み。ちょっとした油断が「再発」を招くことがある

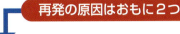

再発の原因はおもに2つ

1 治療の中断

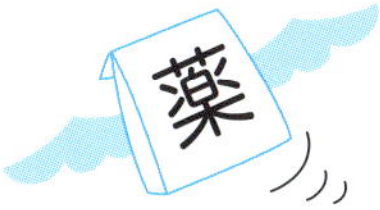

薬の服用を
中断すると……

2 大きなストレス

負担の大きい
ストレスの原因を
放置すると……

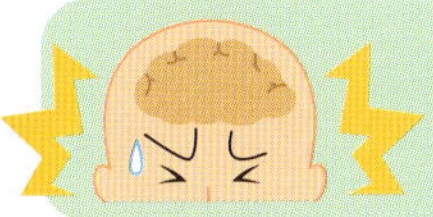

再発を招く!!

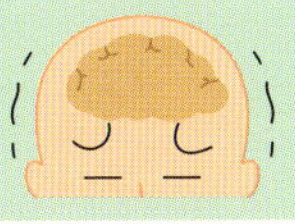

適切な「薬物療法」が
不可欠であることを
理解する

心の安定を図るよう
ストレスの原因を見
極める

再発のサインを見逃さない!!

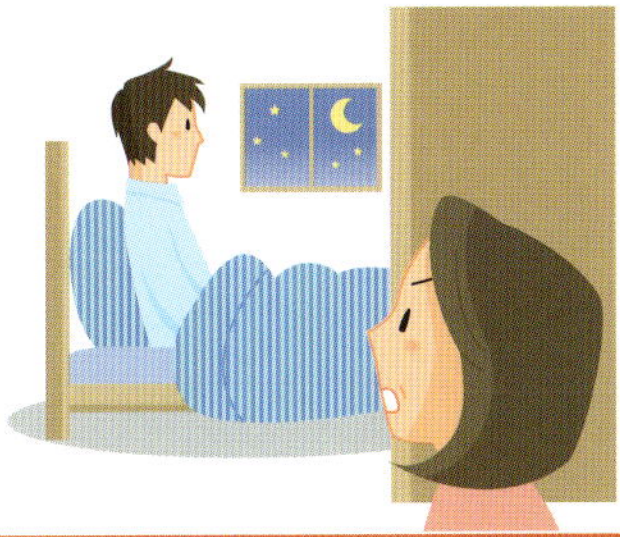

「再発のサイン」

- 不眠
- 食欲不振
- 意欲の低下
- 不安
- 抑うつ　など……

再発は社会復帰を遠ざける!!

患者さんへの誤解や偏見を持たない

統合失調症は〝克服できる〟病気

冒頭でも述べたように、統合失調症という病気には、「人格が崩壊してしまう」「何をするかわからない」「一生、病院から出られない」など、今も誤解や偏見を持つ人が少なくありません。

統合失調症を発症して、支離滅裂《しりめつれつ》なことを言ったり、攻撃性や暴力性が強く現れたりすると、「人格が変わってしまった」「統合失調症は怖い」と感じるかもしれません。しかし、それらはあくまでも症状の1つであり、適切な治療によって症状が改善されれば、本来のその人らしさを取り戻すことができるのです。

また、「一生、病院から出られない」というのも、あきらかな誤解です。たしかに激しい症状が現れる急性期には、入院しての治療が必要になることもありますが、多くは日常生活のなかで病気と向き合い、社会復帰をめざすことができるのです。

統合失調症は、不治の病ではありません。適切な治療によって〝克服できる病気〟です。ただ、なかには誤解や偏見から適切な治療を受けられず、症状を悪化・慢性化させてしまっているケースがあるのも事実です。症状が悪化することで、誤解や偏見がさらに増すこともあるでしょう。このような悪循環は、断ち切らなければなりません。

多くの人が統合失調症という病気を恐れるいちばんの理由は、幻覚や妄想といった健常な人には理解しにくい症状にあるのではないでしょうか。病気によって引き起こされる症状への理解が深まれば、必要以上に病気を恐れることもなくなるでしょう。

そこで次章では、統合失調症の症状について、くわしく解説します。

統合失調症に対する誤解と偏見

誤解・偏見	正しい見解
「人格が崩壊してしまう」 「何をするかわからない」 「怖い、危険な病気」 「不治の病」 「一生、病院から出られない」	・適切な治療によって、その人らしさを取り戻せる ・支離滅裂、攻撃性、暴力性などはあくまでも症状の1つ ・適切な治療によって十分に克服可能 ・多くは入院せずに、日常生活のなかで治療できる

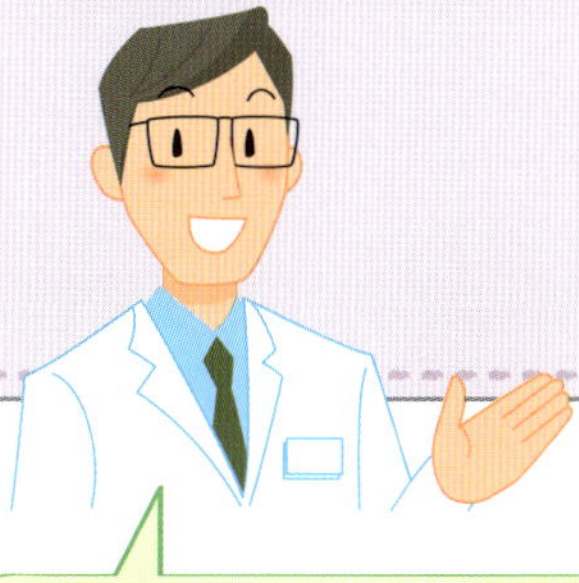

Dr.ITOKAWA プラス1・メッセージ

精神科的治癒は再発を防ぐ地点への回帰をめざす

病気には3つの治癒(治り方)があります。内科的治癒は、現状への復帰とも考えられます。たとえば、高血圧は降圧剤を服用することで、高血圧を発症する前(現状)を再現し続けることが治癒と考えられます。糖尿病は、血糖降下剤を服用することで高血糖がなかった状態(発症前)に回帰しています。

外科的治癒は、現状への復帰を棄権する治り方とも考えられます。胃がんで胃を全摘出したり、子宮がんで子宮を切除することにより、がんは完治します。胃や子宮を失うことで、元の機能の回復を棄権しているとも考えられます。

精神科的治癒は、内科的治癒とも外科的治癒とも異なり、現状とは異なった地点への回帰とも考えられます。現状とは、発症した地点であり、そこへ戻ることは再発の危険が常につきまとうからです。(文献③:157頁)

column

かつての「統合失調症の病型分類」

かつて統合失調症は、発症しやすい年齢や中心となる症状、症状の推移などから、「妄想型」、「破瓜《はか》型」、「緊張型」の3つのタイプに分類されていました。

妄想型は10代から20代の発症に加え、30歳以降に発症する場合もあり、症状は幻覚や妄想、幻聴が中心となります。感情の鈍麻や意欲の低下などの陰性症状はあまり目立ちません。幻覚や妄想の話さえしなければ、病気と気づかれないことも多く、病気がそれほど進行しなければ、ある程度社会生活を営むことができます。ただ、誇大妄想や被害妄想のため、ときに周囲の人との間にトラブルを生じることがあります。

思春期のことを「破瓜」と呼ぶことがありますが、統合失調症の破瓜型は、10代〜20代の思春期から青年期にかけて発症しやすいタイプです。中心となる症状は陰性症状で、感情が乏しくなるとともに、無気力、思考力や意欲の低下などが起こります。また、意思の疎通がうまくできなくなるため、引きこもりがちになります。3つの病型のなかでも、最も慢性化しやすいとされています。

緊張型は、20歳前後に急激に発症します。異常な興奮と昏迷《こんめい》をくり返すのが特徴で、興奮しているときは暴力的になることもあります。昏迷状態のときは、極端に動きがなくなり、外からの働きかけを反射的に拒む「拒絶症」や「無言症」などがみられます。また、同じ姿勢や動作、言葉などを意味なくくり返す「常同症」、他人の言葉や動作を無意識のうちに反復する「反響症状」などを伴うこともあります。

これら3つの病型は、あくまでも古典的な分類です。とくに緊張型というのは、今ではほとんどみられません。妄想型と破瓜型も、両者の特徴が混ざり合って現れることが多く、どちらにも分類できないタイプも数多くあります。そこで最近は、統合失調症は単一の病気ではなく、複数の病気の集まりではないかとも考えられています。

第2章

統合失調症の症状について

統合失調症を発症すると、幻覚、妄想、抑うつ、認知機能障害など様々な症状が現れるとともに、患者さんは「生きづらさ」を感じています。これらの症状を理解することが、患者さんを支える第一歩となります。

統合失調症は患者さんに病識がないことが多い

患者さん本人は病気を自覚していない

自分は病気であると認めることを「病識《びょうしき》」といいます。病気の早期発見や早期治療、そして治療の継続には、患者さん本人が病識を持つことが重要です。しかし、統合失調症の場合、自分が病気であることを理解できないことが多いのです。

通常、心身に何らかの症状があれば病気を疑います。医療機関を受診し、病名を告げられれば、「自分は病気なのだ」と自覚することができます。しかし、その病気に対して過剰なマイナスイメージを抱いている場合などは、認めたくないという心理が働き、病識を持つのに時間がかかることもあります。

統合失調症の場合は、こうした病気に対する誤解からではなく、病気の症状そのもののせいで、患者さんは病気であることを自覚できなくなります。統合失調症の典型的な症状は幻覚や妄想ですが、幻覚も妄想も患者さん本人にとっては、〝現実〟に他なりません。周囲の人や周囲で起こっていることがおかしいのであり、自分が病気だなどという考えには到底およばないのです。統合失調症という病気では、このように患者さん本人が病識を持てないことが、早期の治療開始や治療の継続を難しくする一因になっているといえます。

では、統合失調症を疑い、受診するチャンスは、どこにあるのでしょうか？

家族や周囲の人が、本人の変化にいち早く気づくことができれば、早期受診につなげることができます。幻覚や妄想といった激しい症状だけでなく、統合失調症は発症前に前ぶれのような症状が見られることがあります。次項では、周囲が見てとれる変化について具体的に見てみましょう。

統合失調症はどうして病気を自覚できないのか？

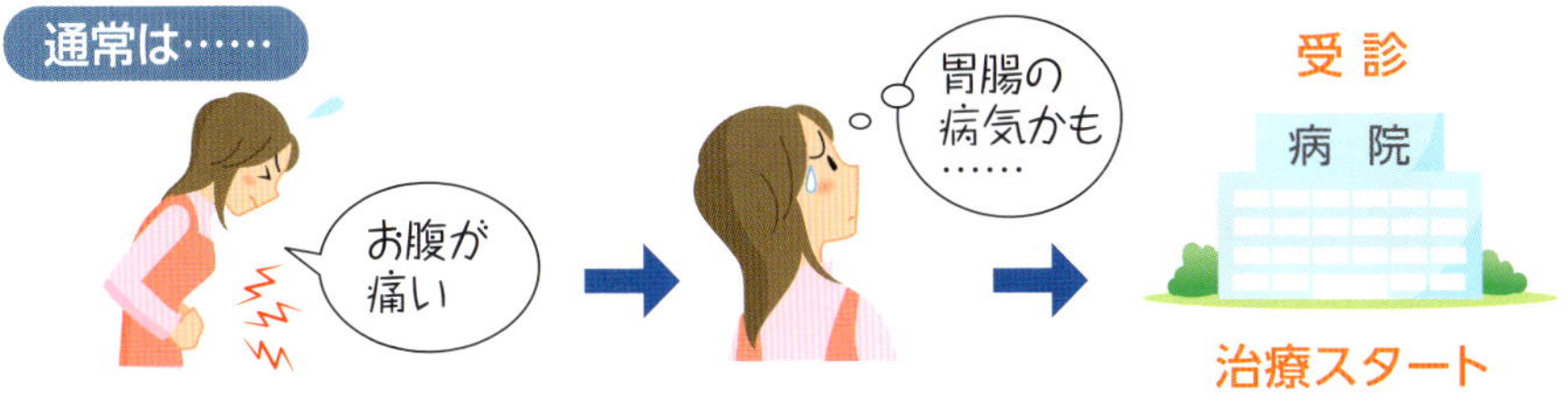
通常は……
お腹が痛い
胃腸の病気かも……
受診
病院
治療スタート

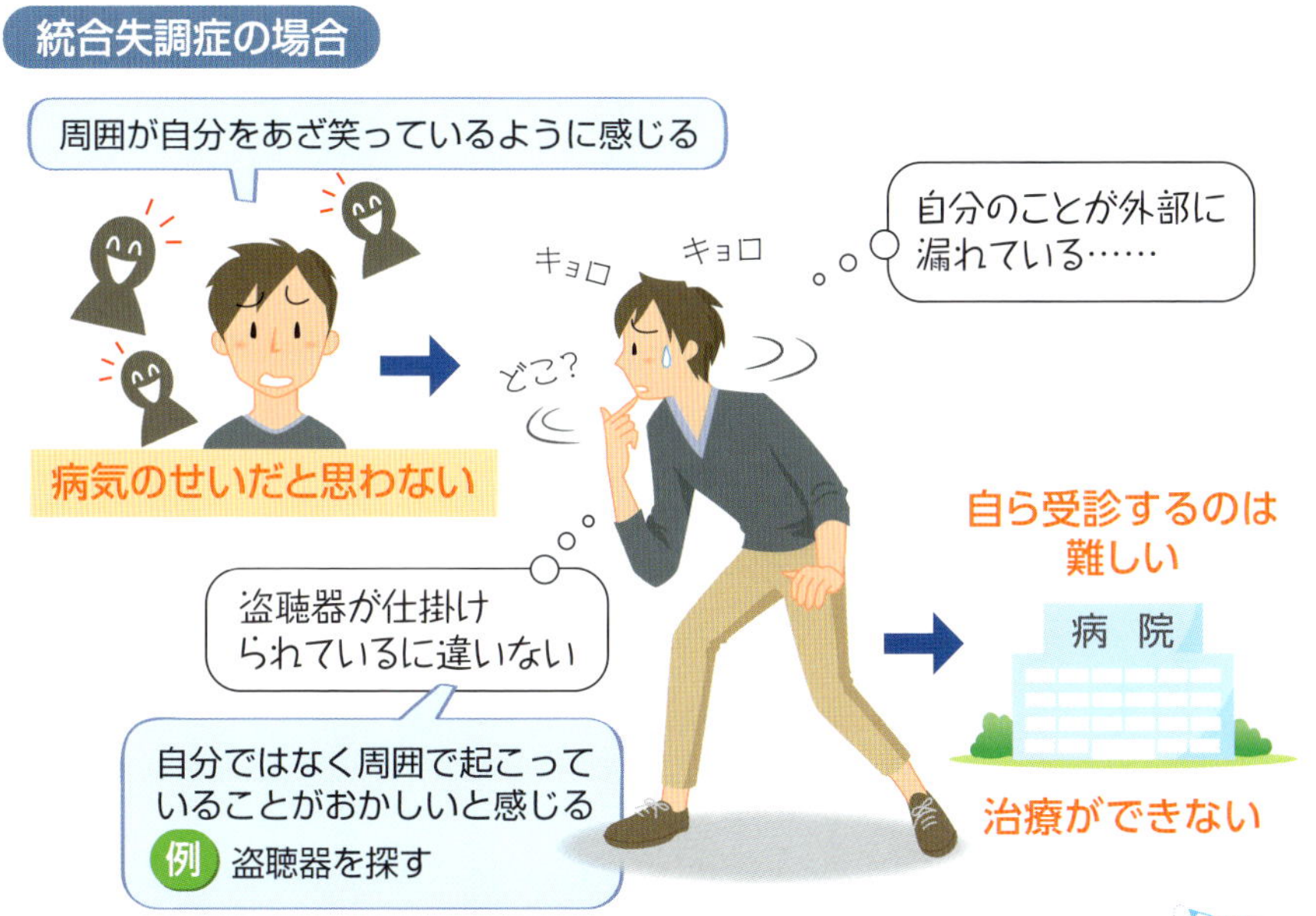
統合失調症の場合
周囲が自分をあざ笑っているように感じる
病気のせいだと思わない
キョロ
キョロ
どこ？
自分のことが外部に漏れている……
盗聴器が仕掛けられているに違いない
自分ではなく周囲で起こっていることがおかしいと感じる
例 盗聴器を探す
自ら受診するのは難しい
病院
治療ができない

Dr.ITOKAWA プラス1・メッセージ

病気に対する当事者の気持ちに付き合うことも必要

自分が精神病であることを認めることは、心の機能に大きな障害・欠陥があることを受け入れることに他なりません。少し感情移入して想像していただくと、自分の精神が異常かもしれないことを受容することは、あまりに痛々しく、耐えがたいことが理解できます。

ときには当事者の病気を認めたくないという気持ちと付き合う必要もあります。自分が精神病かもしれないことを受け入れる過程は、大きな喪失感を伴います。この痛みを伴った耐えがたさに無頓着に、ひたすら疾病教育を進めることは、家族関係や病状を悪化させることにつながります。（文献④⑤：157頁）

家族や周囲の人が感じる病気のサイン

統合失調症の発症前には、前駆症状または初期症状と呼ばれる変化が見られることがあります。症状の現れ方や程度には個人差がありますが、よくみられるのが「眠れない」「勉強や仕事に集中できない」「気分が落ち込む」「不安感や焦燥感がある」などです。本人はつらさや不快感を感じていますが、病気と結びつけて考えるのは難しく、ましてや自分自身で統合失調症を疑うことはほとんどありません。

しかし、このような内面の変化は、日常生活や行動にも現れてきます。例えば、不眠から昼夜逆転の生活パターンに変化したり、急に仕事や学校の成績が悪化したり、理由もなく仕事や学校を休むようになったりします。着替えない、歯を磨かない、顔を洗わないなど、身だしなみに気をつかわなくなることもあります。口数が減り、外へ出たがらず、自分の部屋に引きこもるという自閉傾向もみられます。

ただ、これらの変化は、日常的に起こりうるものでもあります。「思春期だから」「仕事のストレスがたまっているのだろう」などと理由づけしてしまえば、問題の深刻さを見逃してしまうかもしれません。

しかし、前駆症状には、統合失調症独特のものもあります。その1つが、「極端に猜疑心《さいぎしん》が強くなる」というものです。「周囲が自分を陥れようとしている」「監視されている」「食事に毒が入っている」「浮気をされている」などと訴えるのですが、統合失調症の場合、疑いというよりは、確信に満ちた言い方をします。また、「ひとり言を言う」「奇妙な話し方をする」「会話が支離滅裂《しりめつれつ》になる」なども、統合失調症が強く疑われる症状です。

以上のような症状や変化がみられたとき、病気のせいなのか、疲れているだけなのかを区別するのは難しいかもしれません。しかし、急な変化、とくに性格が変わってしまったように見えるときは要注意です。一度、精神科を受診すべきといえるでしょう。

統合失調症の前駆症状

◇ 本人が感じている内面的な変化 ◇

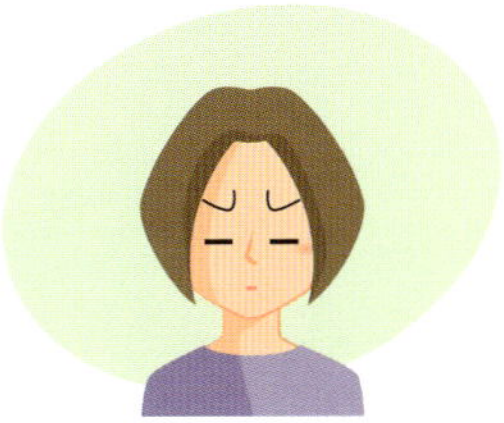

- 眠れない（不眠）
- 勉強や仕事に集中できない
- 考えがまとまらない
- イライラする
- 気分が落ち込む
- 漠然とした不安感、違和感がある
- 焦燥感がある
- 現実感がない
- 物音や光が異常に気になる
- 見張られている、自分を陥れようとしている、浮気をされている、盗聴されている（被害妄想）
- 頭痛、胃痛、めまい、動悸、吐き気、食欲低下などの体調不良

◇ 家族や周囲の人が感じる生活や行動面での変化 ◇

- 夜、眠らない（不眠）
- 昼夜逆転の生活パターンになる
- 学校や仕事の成績が急に悪化する
- 理由もなく学校や仕事を休むようになる
- 着替えない、歯を磨かない、顔を洗わないなど、身だしなみに気をつかわなくなる
- 部屋が乱雑になる
- 何もせず、長時間ぼんやりしている
- 口数が減り、自分の部屋に引きこもる
- 人間関係が急に悪化、あるいは対人交流が急に減る
- 突然、怒りっぽくなる、攻撃的・暴力的になる
- ひとり言を言ったり、ひとり笑いをする
- 確信的に被害妄想を訴える
- 奇妙な話し方をしたり、奇異な行動をとる
- 会話が支離滅裂になる

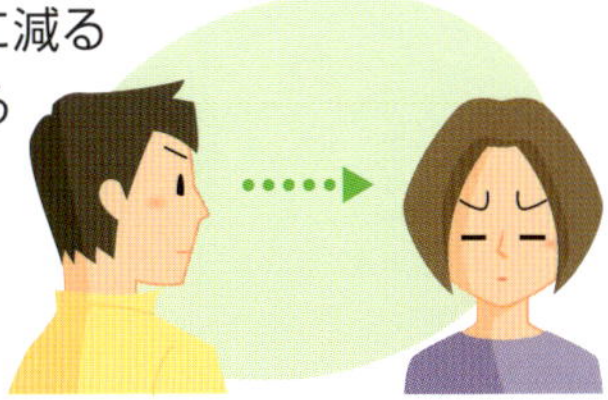

統合失調症の特徴的な症状

基本的な症状は、3つに分けられる

前項では、統合失調症の前段階である前駆期の症状を見てきました。ここからは、発症後に起こってくる症状について、くわしく見ていくことにしましょう。

統合失調症では、実に様々な症状が現れますが、基本的な症状は「陽性症状」「陰性症状」「認知機能障害」の3つに大きく分けて考えられています。

なかでも、**陽性症状**は急性期の中心的な症状です。本来はなかった精神状態が現れるという意味から、「陽性」と呼ばれています。幻覚や妄想をはじめ、支離滅裂な話や奇異な行動、暴力や攻撃性など、いわゆる統合失調症を象徴するような症状は陽性症状に分類されます。これらの症状は、脳の活動が過剰になった結果生じているもので、薬によって比較的コントロールしやすい症状でもあります。

陰性症状は、休息期から回復期にかけて多くみられる症状で、陽性症状とは逆に、本来あるはずの精神活動が失われるという意味から、「陰性」と呼ばれています。おもな症状には、感情の平板化、意欲や自主性の低下、引きこもりなどがあり、これらの陰性症状は薬物療法が効きにくく、重症化するケースや数年単位で長引くケースが少なくありません。

もう1つ、**認知機能障害**も統合失調症の中核的な症状として重要視されています。認知機能とは、記憶力、思考力、判断力、理解力、問題解決能力などといった知的な能力のことをいいます。統合失調症では、これら認知機能の低下によって、日常生活や社会活動に困難をもたらすことがあるのです。

それでは、以上の3つの症状について、具体例なども交えながら、さらにくわしく見ていきましょう。

3つに分類される統合失調症の中核的な症状

	現れる時期	おもな症状
❶陽性症状	おもに急性期	幻覚、妄想、支離滅裂な会話、奇異な行動、興奮、昏迷、暴力性や攻撃性など 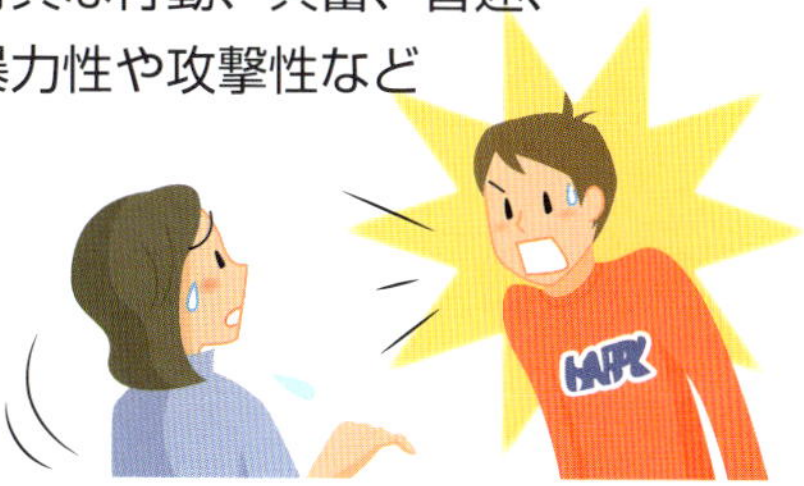
❷陰性症状	おもに休息期〜回復期	感情の平板化、意欲や自主性の低下、集中力や持続力の低下、社会的引きこもりなど 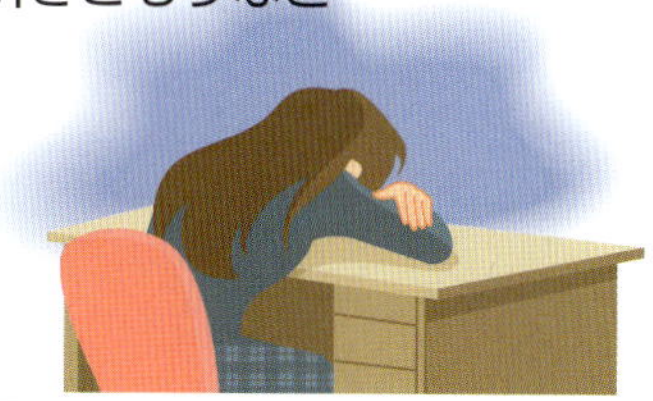
❸認知機能障害	前駆期〜回復期（陰性症状が改善したあとも持続することが多い）	認知機能の低下 記憶力、思考力、判断力、理解力、問題解決能力などといった知的な能力の低下 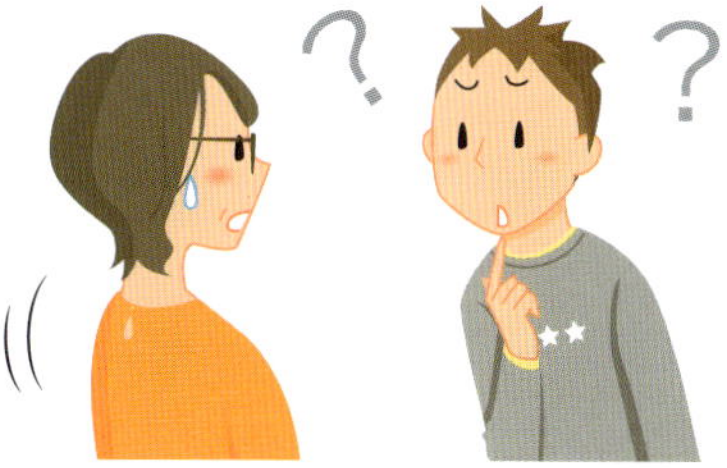

急性期に多く見られる「陽性症状」

「幻覚」と、その例

実際にはないものをあるように感じることを「幻覚」といいます。幻覚は、急性期に現れる陽性症状の1つで、統合失調症を代表する症状でもあります。

私たちは、外部からの刺激を感覚器(目、耳、鼻、舌、皮膚など)でキャッチし、その情報を脳内で処理して感覚(視覚、聴覚、嗅覚、味覚、触覚)として認識しています(知覚)。しかし、統合失調症になると、外部からの刺激がないにもかかわらず、知覚が動き出すことがあります。これが幻覚です。

幻覚には、ないものが見える「幻視《げんし》」、ない音が聞こえる「幻聴《げんちょう》」、いやな匂いや味を感じる「幻嗅《げんきゅう》」・「幻味《げんみ》」、何も触れていないのに体に異常な感覚を感じる「幻触《げんしょく》」・「体感幻覚」がありますが、なかでも統合失調症によく見られるのは幻聴です。

統合失調症の幻聴で聞こえてくるのは、多くが聞き慣れない他人の声です。しかも、その内容は自分に対する悪口や批判、からかい、うわさなど不愉快なものであることが多く、一人だけの声の場合もあれば、「対話性幻聴」といって、複数の人が自分について話している声が聞こえる場合もあります。

また、自分の行動や思考に逐一注釈をつけてくる「注釈幻声《げんせい》」や、自分の考えていることが声になって聞こえてくる「考想《こうそう》化声《かせい》」のほか、「〜しろ」「〜するな」と命令する声が聞こえてくることもあります(「命令性幻聴」)。この命令の内容には、「食べるな」「眠るな」といったものもありますが、「電車に飛び込め」「アイツをナイフで刺せ」など、自分や他者を傷つけようとするものもあります。幻聴の声は、強い呪縛力をもって感じられるため、命令に従ってしまうことがあるので注意が必要です。

幻覚の種類と内容

幻視

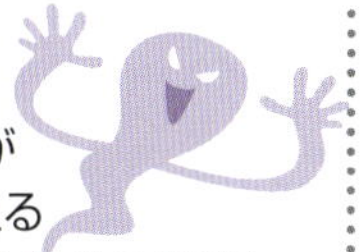

人、物、動物、風景などが目の前にくっきりと見える場合もあれば、頭の中や自分の背後に見えることもある。また、自分の姿が見える「自己像幻視」などもある

幻聴

普通の会話と同じように「声」が聞こえる。人によっては、「テレパシー」や「電波」、「頭のなかに受信機が埋め込まれている」など

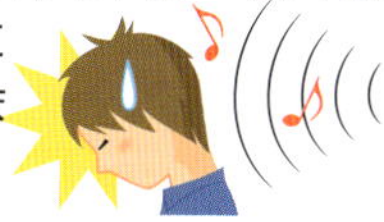

幻嗅・幻味

不快な匂いや味を感じることが多く、「毒を盛られた」「毒ガスにやられた」などと思い込む被害妄想と結びつきやすい

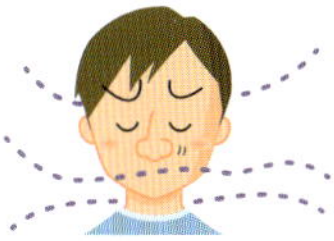

幻触・体感幻覚

「しびれる」「くすぐったい」「誰かになでられている、さすられている」「皮膚の上を虫が這っている」などと感じる。「体内に寄生虫がいる」などと訴えることも

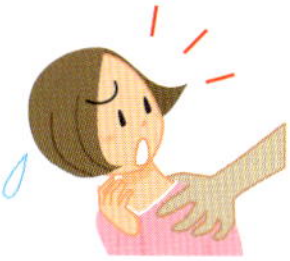

幻覚のなかでも、統合失調症に多くみられるのは「幻聴」

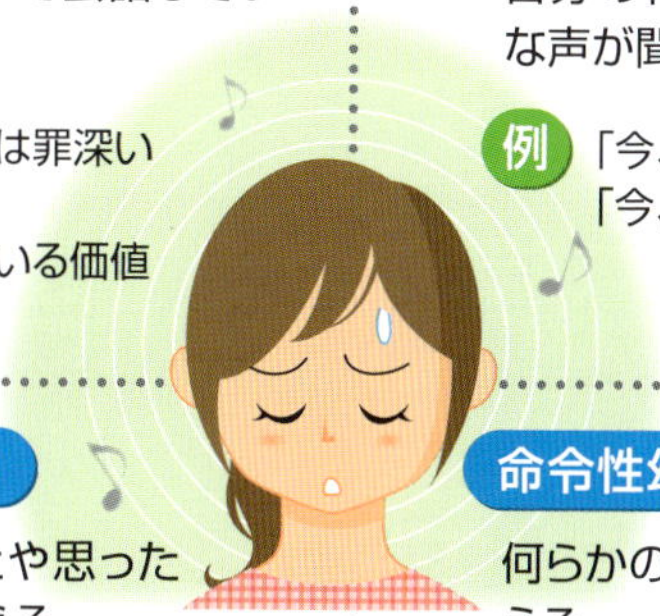

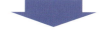

対話性幻聴

複数の人が自分について会話している声が聞こえる

例 「○○(本人の名前)は罪深い奴だ」
「まったくくだ。生きている価値などない」

注釈幻声

自分の行動を実況中継するような声が聞こえる

例 「今、テレビをつけたな」
「今、服を着替えているな」

考想化声（思考化声）

自分の考えていることや思ったことが声になって聞こえる

例 (コンビニのレジで)「今日の店員は美人だな」
(鏡の前で)「太っているな、少しは痩せろ」

命令性幻聴

何らかの命令をしてくる声が聞こえる

例 「屋上から飛び降りろ」
「アイツを殴れ」

「妄想」と、その例

統合失調症の陽性症状として、幻覚とともによく見られるのが「妄想」です。妄想とは、ありえないことを事実だと強く確信している状態をいいます。

思い込みや考え違いというのは、誰もが日常的に経験しているものです。例えば、「あの人は私のことを嫌っているに違いない」という考えがあったとしても、周囲の人が「そんなことないよ」と説得することで、「そうか、私の勘違いだった」と考えを訂正できるものは妄想とは言いません。統合失調症の妄想は訂正不能で、周囲がどんなに説得・説明しても、本人はそれを受け入れることができません。

こうした妄想にはいくつかのパターンがあり、統合失調症でとくによく見られるのは「被害妄想」や「誇大妄想」です。

被害妄想とは、人に嫌われている、危害を加えられるなど、何らかの被害にあっていると確信する妄想をいいます。被害妄想には、いつも誰かに見られている、監視されていると思い込む「注察妄想」、警察などに尾行されていると思い込む「追跡妄想」、配偶者や恋人に浮気をされていると思い込む「嫉妬《しっと》妄想」、些細な出来事や偶然を自分と結びつけてしまう「関係妄想」など、実に様々なバリエーションがあります。

一方、誇大妄想とは、自分の能力や価値を異常なまでに過大評価してしまう妄想です。自分は皇族など特別な血筋だと思い込む「血統妄想」、著名人から愛されていると思い込む「恋愛妄想」、自分は神の啓示を受けた選ばれし者だと思い込む「宗教妄想」などがあります。

誇大妄想に被害妄想を伴うことも多く、「自分には国の将来を揺るがす特別なパワーがあるので、当局から命を狙われている」、「自分は大スターの恋人なので、いつもマスコミに追われている」などと思い込むこともあります。

妄想の種類と内容

被害妄想 他者が悪意を持って自分に被害を与えていると思い込む妄想

- **注察妄想**：誰かに見られている、監視されていると思い込む
- **追跡妄想**：誰かに尾行されていると思い込む
- **迫害妄想**：ある団体や組織などに狙われている、迫害を受けていると思い込む
- **嫉妬妄想**：根拠もないのに妻（夫）や恋人が浮気していると思い込む
- **関係妄想**：ささいな出来事や偶然、テレビや新聞が報じる事件などを自分と結びつけてしまう
- **被毒妄想**：食べ物などに毒を盛られたと思い込む
- **物盗られ妄想**：自分の持ち物を盗まれると思い込む
- **被支配妄想**：自分の思考や感情、行動が誰かに支配されていると思い込む

誇大妄想 自分の能力や価値を過度に大きく捉えてしまう妄想

- **血統妄想**：自分は皇族や貴族など高貴な出自だと思い込む
- **恋愛妄想**：自分は著名人から愛されていると思い込む
- **発明妄想**：自分は大発見や大発明をしたと思い込む
- **宗教妄想**：自分は神の啓示を受けた選ばれし人間、キリストの生まれ変わりなどと思い込む

その他の妄想のタイプ

微小妄想 誇大妄想とは逆に、自分の能力や価値を過度に小さく捉えてしまう妄想

- **貧困妄想**：財産を失ってしまったと思い込む
- **罪業妄想**：大変な罪を犯してしまったと思い込む
- **心気妄想**：健康を害してしまったと思い込む
- **疾病妄想**：重い病気にかかってしまったと思い込む
- **否定妄想**：自分の存在や価値、生死までも否定してしまう

身体妄想 自分の身体が変わってしまったと思い込む妄想

- **憑依《ひょうい》妄想**：悪霊やキツネなどにのりうつられたと思い込む
- **変身妄想**：自分が何かほかのもの（動物や植物など）に変われると思い込む

Dr.ITOKAWA プラス1・メッセージ

妄想で心のバランスを保てている場合もある

妄想は当事者に苦痛を与え、社会適応を妨げ日常生活を快適に過ごせなくしています。一方で、妄想があることで心のバランスがとれているという側面もあります。

たとえば、アパートの1階で単身生活を送る高齢の女性が、2階から騒音をたてて嫌がらせをされているという被害妄想が専門誌に報告されました。論文ではこの妄想が孤独を軽減し、自殺を防止する機能を持っていたと指摘しています。この症例は、入院によって孤独が軽減されると妄想が軽減し、孤立状況に戻ると妄想が再燃しました。

妄想によって守られていたものが失われても、心のバランスがとれるように環境調整をするなどの必要があります。（文献⑥：157頁）

幻覚・妄想による興奮や昏迷、暴力・攻撃性

統合失調症の急性期には、興奮や暴言、暴力、攻撃性などが強く現れることがあります。そしてこれらの症状は、幻覚や妄想が引き金となって起こることが少なくありません。

幻覚や妄想は、本人にとっては〝現実に起こっている〟ことです。そのため、「迫害を受けている」「狙われている」などといった被害妄想は、不安や恐怖を引き起こします。また、自分の悪口を言う声や、バカにする声には、激しい怒りを覚えることもあるでしょう。不安や恐怖から逃れようとして、または怒りの感情を抑えられなくなったときに、興奮して暴れたり、暴力的・攻撃的になったりすることがあるのです。また、幻聴の命令や妄想に従ってしまい、衝動的に他人を傷つけようとすることもあります。

ただ、相手に大ケガを負わせたり、命に関わるような深刻な暴力は、適切な治療を受けていればめったに起こりません。ニュースになるような事件は、治療を受けていない、あるいは治療の中断によるものがほとんどで、非常にまれなケースだということを理解しておいてください。

一方、相手にケガを負わせるほどではない、比較的軽い暴力や暴言は、家族と同居している若年層に多くみられます。暴力や暴言は、おもに同居する家族に向けられます。本人の心の奥底には、自分を理解してほしい、受け入れてほしいという欲求があり、それがままならないと感じたとき、暴言や暴力などといった攻撃性となって現れることがあるのです。

また、統合失調症では「緊張病性症状」といって、落ち着きがなくなり、じっとしていられなくなる異常な興奮と、周囲からの働きかけに無反応になる昏迷をくり返すことがあります。このようなタイプは、かつての分類では「緊張型」（38頁）と呼ばれていましたが、治療法などが進んだ近年では、あまり見られません。

統合失調症の興奮、暴力性、攻撃性には理由がある

幻覚・妄想が引き金に…

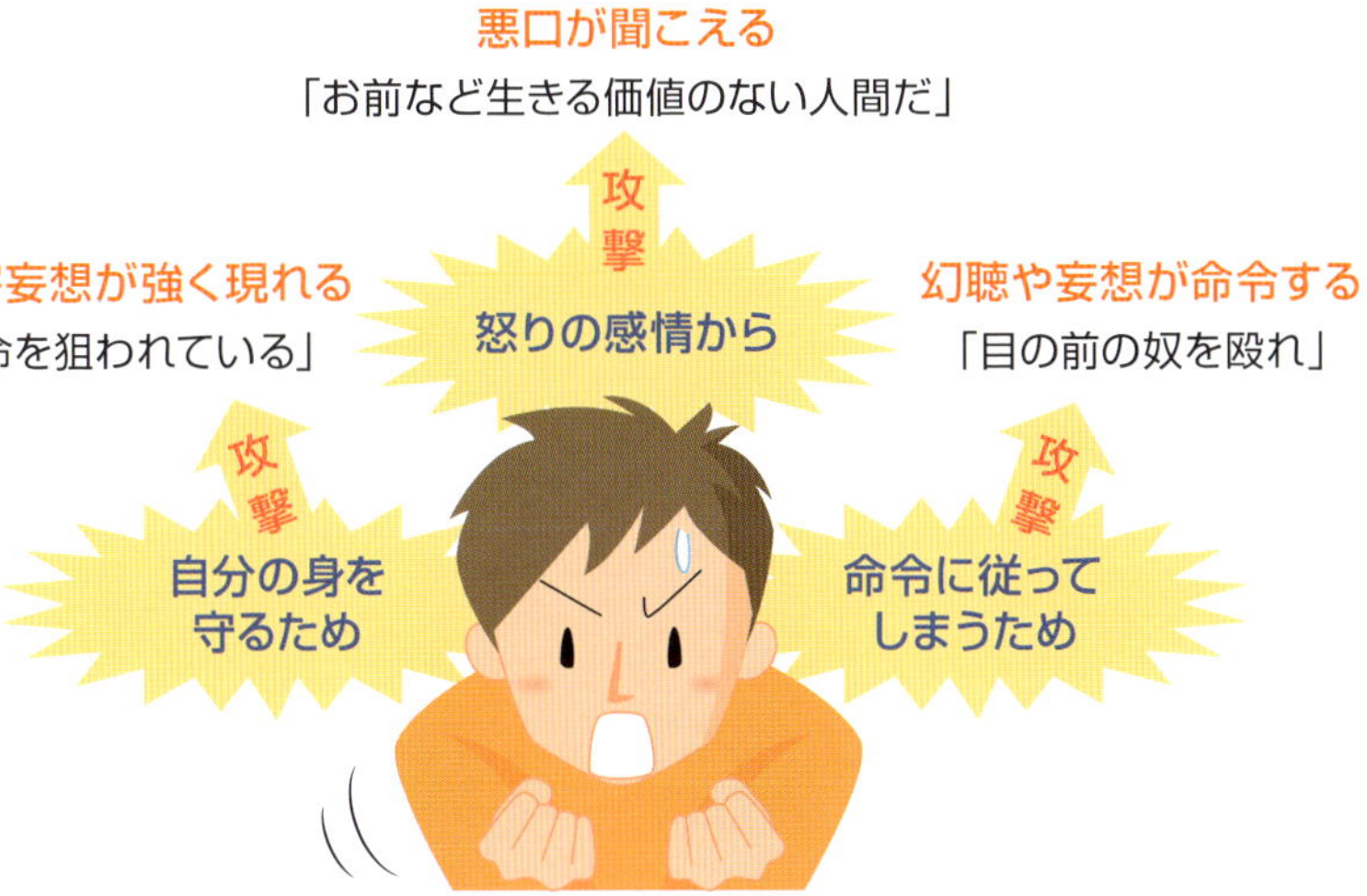
悪口が聞こえる
「お前など生きる価値のない人間だ」
攻撃
怒りの感情から
被害妄想が強く現れる
「命を狙われている」
攻撃
自分の身を守るため
幻聴や妄想が命令する
「目の前の奴を殴れ」
攻撃
命令に従ってしまうため

「理解されたい、受け入れられたい」という欲求が叶わないと感じたときに…

家族に幻覚や妄想を頭ごなしに否定される

「そんなこと、あるわけがないだろう！！」

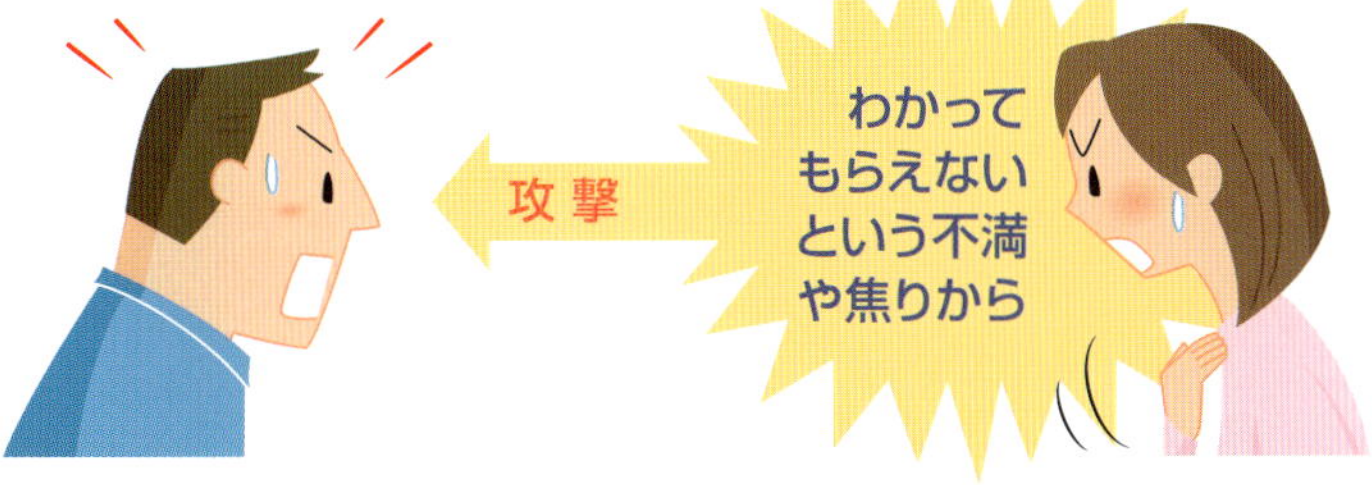
攻撃
わかってもらえないという不満や焦りから

適切な治療を受けていれば、深刻な暴力に発展することはめったにない。暴力性・攻撃性が高まり、身の危険を感じるような場合は、安全な場所に避難し、すみやかに警察や医療機関などへ救援を要請する

考えがうまくまとまらない「思考障害」

思考とは文字どおり、思い、考えることをいいます。私たちは普段、意識はしていませんが、思いや考えをめぐらせるときは、物事の意味や内容を結びつけ、まとめあげながら、事実に沿って判断や推理を行っています。しかし、思考や感情などといった精神活動に変調を来す統合失調症では、様々なかたちで思考が障害されることがあります。

思考の障害は、大きく2つに分けることができます。まず1つが、「思考内容の障害」です。これは、思考する内容そのものが事実から大きく逸《そ》れてしまったり、事実ではないことを事実だと確信してしまうもので、その代表が妄想です。

そしてもう1つ、統合失調症では「思考過程の障害」を来すことがあります。思考過程の障害とは、先に述べた「物事の意味や内容を結びつけ、まとめあげながら、事実に沿って判断や推理を行う」という、思考の一連の流れが障害され、スムーズな思考が困難になることをいいます。

思考過程の障害のなかでも、とくに統合失調症の人に現れやすいのが「思考滅裂《めつれつ》」です。考えがまとまらず、言っていることに一貫性がなくなり、ひどくなると聞いている方は何を言っているのか理解できなくなります。統合失調症によく見られる「支離滅裂な会話」は、まさにこの思考滅裂によるものです。

そのほかにも、思考が突然中断、停止してしまう「思考途絶」、思考のスピードが遅くなる「思考制止」、話がまわりくどく、なかなか核心に辿《たど》り着かなくなる「思考迂遠《うえん》」、同じ内容、同じ言葉がくり返し現れ、考えが先に進まなくなる「思考保続」などがあり、これらの障害が統合失調症の人の話をわかりにくくさせているのです。ただ、周囲の人がわかりにくいと感じるのと同様に、本人も「理解されないつらさ」を抱えていることを忘れてはなりません。

統合失調症の「思考障害」

統合失調症による思考の障害はおもに2つに分けられる

1 思考内容の障害

思考の内容そのものが事実から大きく逸れたり、事実でないものを事実と確信してしまう。その代表が妄想

妄想	現実にはありえないことを事実だと確信している

2 思考過程の障害

思考の一連の流れが障害され、スムーズな思考が困難になる

思考滅裂	考えがまとまらず、言っていることに一貫性がなくなる
思考途絶	思考が突然中断したり、停止したりする
思考制止	思考のスピードが遅くなる、あるいは思考が滞る
思考迂遠	話がまわりくどく、細部にばかりこだわるため、なかなか核心に辿り着かない
思考保続	同じ言葉、同じ内容がくり返し現れるため、考えが先に進まない、あるいは切り替えができない

本人も「理解されないつらさ」を抱えていることを忘れずに!!

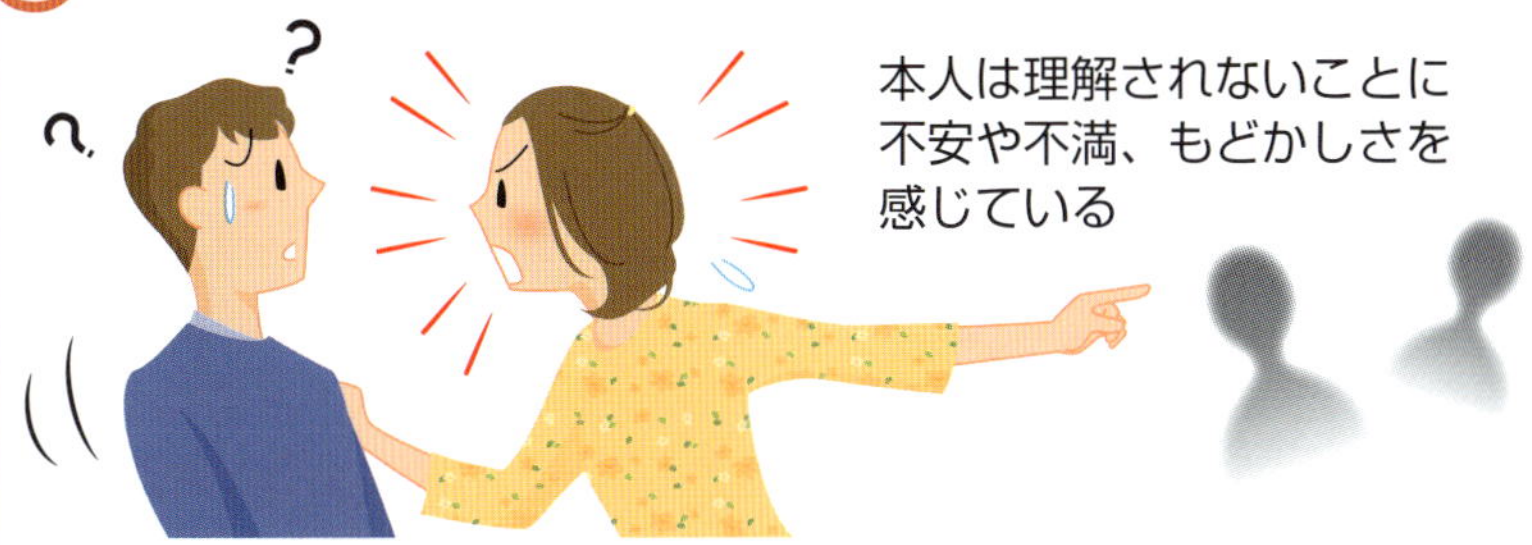

本人は理解されないことに不安や不満、もどかしさを感じている

自分と他人の境界が定まらない「自我障害」

統合失調症の陽性症状にはもう1つ、「自我障害」というものがあります。

「自我」とは、わかりやすく言うと「自分自身」のことです。あたりまえのことですが、私たちは自分のことを「自分自身である」と認識することができます。これを「自我意識」といいます。一方で、自分ではない者は「他人」だということも認識することができます。この自分と他人との境界を「自我境界」といいます。自我障害とは、普通ならはっきり区別されるはずの自我境界があいまいになり、自我意識さえも失われてしまう状態をいいます。

たとえば、統合失調症の人は自分で行動しているのに、何者かに操られているように感じることがあります。これは「作為《さくい》体験（させられ体験）」といって、まさに「自分が自分の意思で行動している」という自我意識が障害されている状態です。作為体験には、「～しろ」「～するな」といった幻聴の命令に支配されて行動する場合と、幻聴などはなく、「体が勝手に動いてしまう」場合とがあります。

「思考伝播《でんぱ》」も、よく見られる症状です。こちらは、自分の考えていることが世間に伝わり、広まっていると感じます。また、「自我漏洩《ろうえい》症状」では、自分の秘密や考えが外にもれていると感じます。「思考奪取」では、自分の考えが他人に奪われていると感じます。これらの症状では、自分の考えが周囲に知れ渡ってしまうのですから、本人にとってはプライバシーが完全に奪われた状態といえます。

逆に、外界から考えや異物が自分のなかに入ってくるように感じることもあり、他人に考えを吹き込まれていると感じる「思考吹入《すいにゅう》」、自分の考えが他人に干渉されていると感じる「思考干渉」、自分の意思とは関係なしに、考えやイメージが頭に浮かんでくる「自生思考」、他人や異物が自分の中に侵入してくるように感じる「侵入症状」などがあります。

統合失調症の「自我障害」

自我障害とは普通なら区別するはずの〝自分と他人の境界〞があいまいな状態をいう

自我障害の3つのパターン

1 「自分で考えている」「自分で行動している」という認識がくずれる

作為体験 (させられ体験)	自分で行動しているのに、何者かに操られているように感じる

例 幻聴の命令に従って、自分や他者を傷つけてしまうことも…

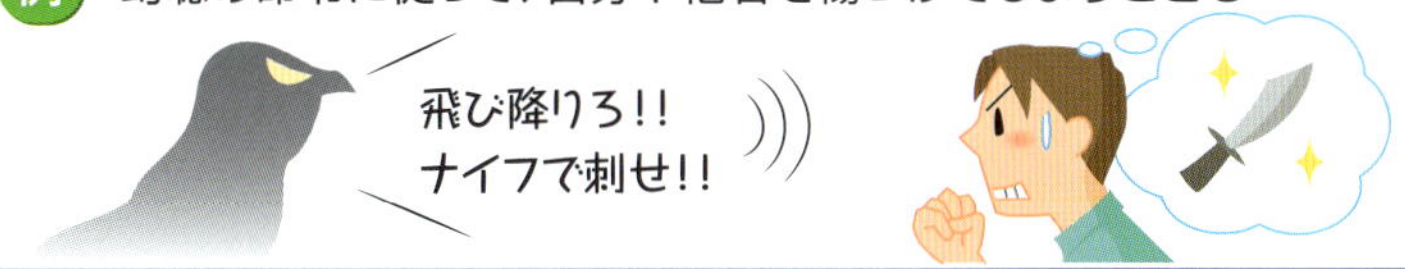

2 自分の考えが周囲に知れ渡ってしまう…

思考伝播	自分の考えが世間に伝わり、広まっていくと感じる
自我漏洩症状	自分の秘密や考えが外にもれていると感じる
思考奪取	自分の考えが他人に奪われていると感じる

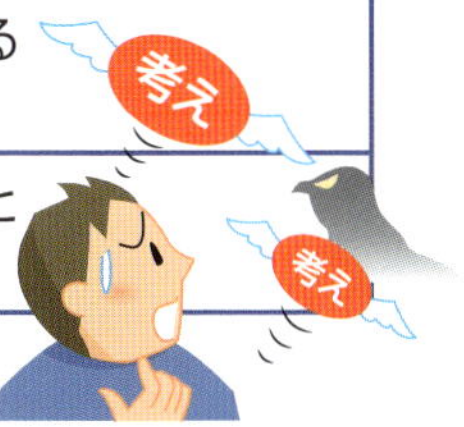

3 他人の考えが自分のなかに入ってくる…

思考吹入	他人に考えを吹き込まれていると感じる
思考干渉	自分の考えが他人にいちいち干渉されていると感じる
自生思考	自分の意思とは関係なしに考えやイメージが勝手に浮かんでくる
侵入症状	他人や異物が自分のなかに侵入してくるように感じる

休息期・回復期に多く見られる「陰性症状」

感情の平板化や意欲の低下

急性期の陽性症状が落ち着いてくると、続いて現れるのが「陰性症状」です。陰性症状には、次のようなものがあります。

まず1つが、喜怒哀楽といった感情の起伏が乏しくなる「感情の平板化（感情鈍麻《どんま》）」です。物事に対して適切な感情がわかなくなるので、楽しいはずの場面で顔をしかめたり、それほど楽しくない場面で笑顔をつくったりすることもあります。

また、「意欲の低下」や「無気力」などもみられます。仕事や学業に対する意欲を失い、自ら進んで物事を行わなくなります。物事に集中して取り組むことが困難になり、根気や持続力もなくなります。

陰性症状が悪化すると、「無為・自閉」という状態になってしまうこともあります。無為とは、何もやる気が起きなくなってしまう状態、自閉とは、物事や他者への興味・関心を一切失い、自分だけの世界に引きこもってしまうことをいいます。無為・自閉の状態になると、身の回りのことや身だしなみにも無頓着になり、自室に引きこもったまま、1日中何もせずにぼんやりして過ごすようになります。

こうした陰性症状は長く続くと、「生活のしづらさ（生活障害）」が残り、社会復帰を困難にします。幻覚や妄想といった激しい陽性症状にくらべると、一見地味な陰性症状は症状として認識されにくく、「いつまでも怠けている」「努力が足りない」などと誤解されがちですが、統合失調症の長い経過で問題となるのは、むしろ陰性症状なのです。統合失調症の治療においては、陰性症状を「病気の症状」として正しく理解すること、そして陰性症状を上手にコントロールしていくことが重要になります。

陰性症状の特徴

急性期の「陽性症状」が落ちついてくると現れるのが「陰性症状」。その症状には以下のようなものがある

感情の平板化（感情鈍麻）

- 喜怒哀楽といった感情が乏しくなる
- 物事に対して適切な感情がわかなくなる

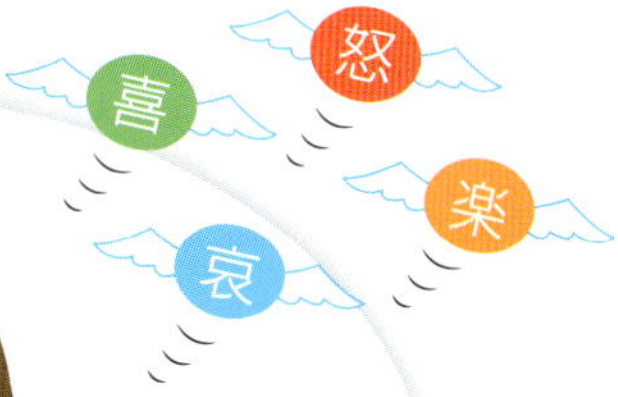

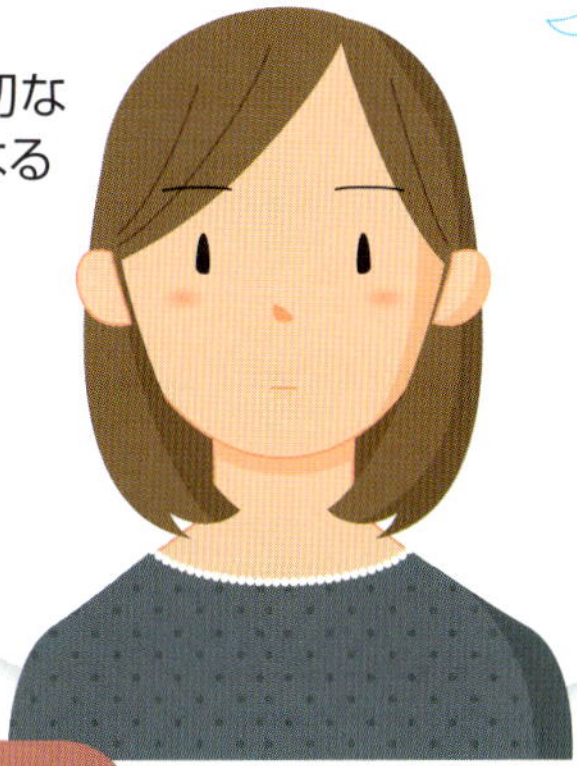

意欲の低下、無気力、自発性や集中力の低下

- 仕事や学業への意欲を失い、自ら進んで物事を行わなくなる
- まわりのことに興味や関心を示さなくなる
- 集中力や持続力、根気がなくなる

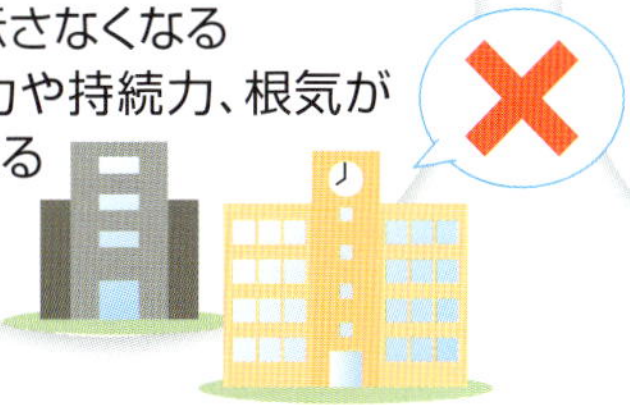

無為・自閉

- 何もやる気が起きなくなる
- 物事や他者への興味・関心を一切失い、自分だけの世界に引きこもる

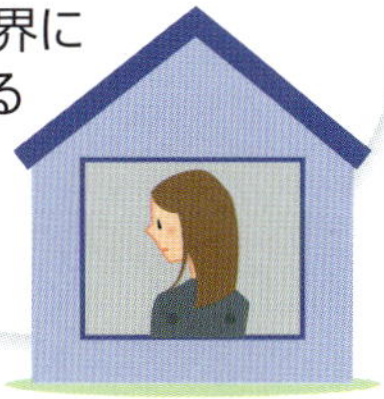

うつ病との違いは？

これらの症状はうつ病などにも見られるが、うつ病の場合、多くは「このままではいけない…」という焦りがある。しかし、統合失調症ではこのような焦りがなく、ひたすら無気力に陥っていくことが多い

生活動にかかわる第3の症状「認知機能障害」

日常生活や社会生活に影響を及ぼす

「認知機能障害」は、かつては陰性症状の1つとして捉えられていた時期もありますが、研究が進んだ現在は、統合失調症の中核をなす〝第3の症状〟として重要視されています。

認知機能は、日常生活や社会生活を営むうえで欠かすことのできない機能で、記憶力、思考力、判断力、注意力、計画機能、実行機能、統合機能などが含まれます。統合失調症では、これらの機能が低下することで「生きづらさ」を感じるようになり、社会的機能にも障害をもたらします。

たとえば、記憶力が低下すると、新しいことを覚えるのが難しくなります。統合失調症では、とくに「ワーキングメモリー（作業記憶）」と呼ばれる機能の低下が知られており、何をしようとしていたのかを忘れてしまったり、人の話や読んでいる本の内容などが頭に入らなくなったりします。

注意力には、「選択的注意」と「持続的注意」があり、選択的注意が低下すると、些細な物音が気になり、ざわざわしているなかで相手の話を聞き取るのが難しくなります。持続的注意の低下では、注意散漫になりやすく、いわゆる不注意になります。

実行機能が障害されると、計画を立てて、効率よく物事を処理することができなくなり、複数の仕事をまかされると、何から手をつけたらよいのかわからないといった状況に陥ります。また、仕事だけでなく、料理などの家事を手順よくこなすのも困難になります。

これらの認知機能障害は、前駆期から始まっていると考えられ、陽性症状や陰性症状が改善したあとも持続することが多いとされています。

統合失調症にみられる「認知機能障害」とは？

記憶力の低下

- 仕事や勉強で新しいことを覚えるのが難しくなる
- 作業などをしているときに、何をしていたのか忘れてしまう
- 人の話、本やテレビの内容などが頭に入ってこない　など

注意力の低下

- 些細な物音に気をとられ、集中できない
- ざわざわしているなかで、相手の話を聞き取るのが難しくなる
- 集中力が続かず、注意散漫になる　など

比較照合の低下

- これまでの記憶と照合して適切な判断ができなくなる

例　Aさんと同じメガネをかけているというだけで、BさんをAさんだと思い込む

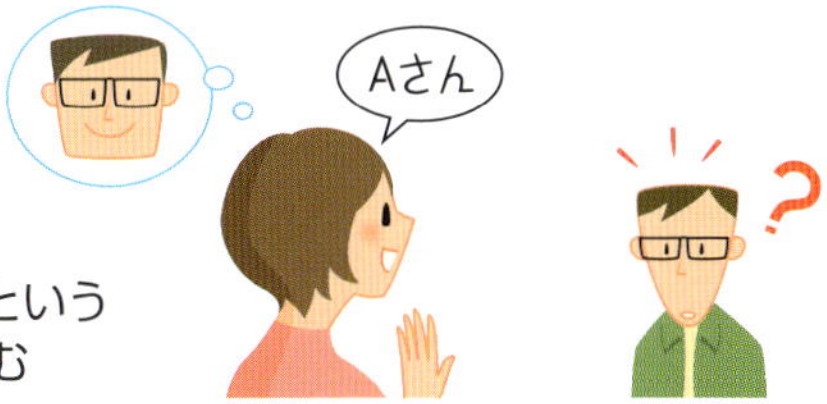

実行機能の低下

- 複数の仕事をまかされると、何から手をつければよいのかわからなくなる
- 料理を手順よく作れない　など

認知機能障害が陽性症状や陰性症状につながることもある

例　比較照合の低下が妄想につながる

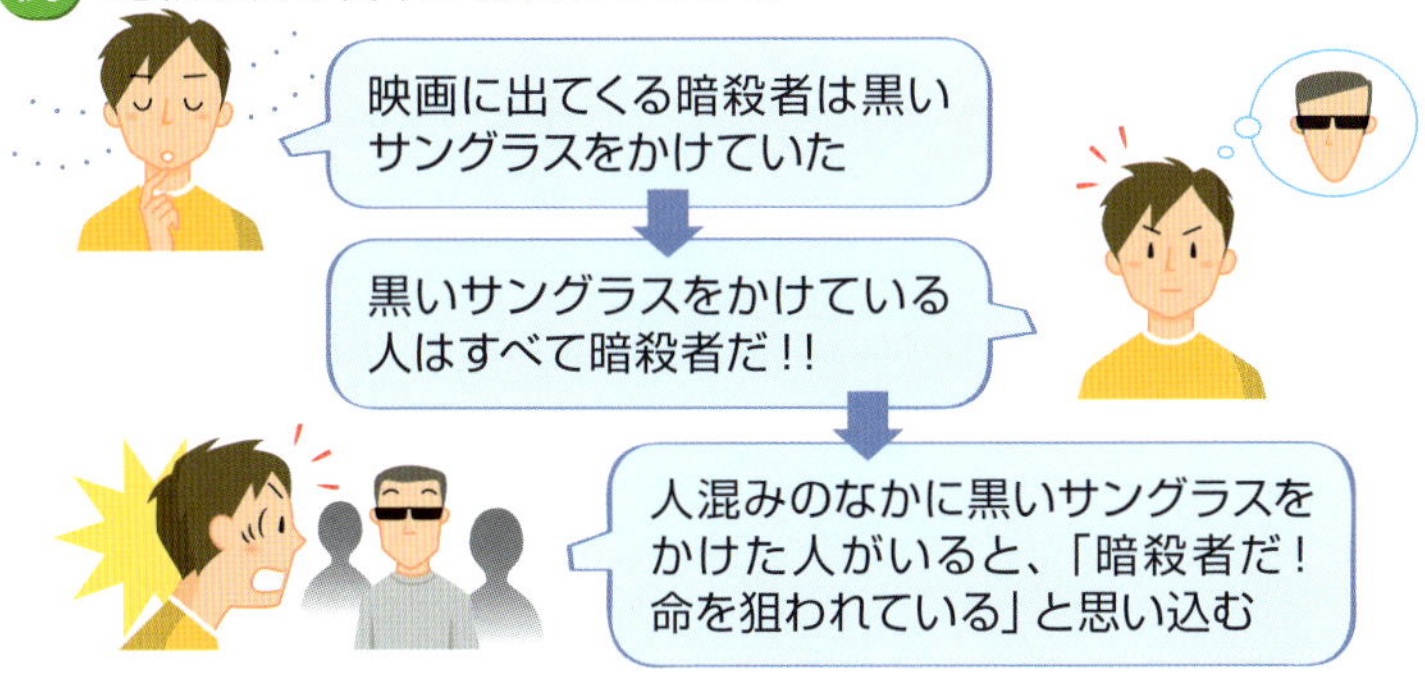
映画に出てくる暗殺者は黒いサングラスをかけていた
黒いサングラスをかけている人はすべて暗殺者だ!!
人混みのなかに黒いサングラスをかけた人がいると、「暗殺者だ！命を狙われている」と思い込む

例　実行機能の低下から自信をなくし、意欲が低下したり、自閉に陥ったりする

早期発見と早期治療が回復を早める

病気の放置が長ければ、回復にも時間がかかる

統合失調症の症状についてくわしく見てきましたが、病気が疑われる症状が見られたときは、できるだけ早期に精神科を受診すべきです。なぜなら、統合失調症は、あきらかに発症したとわかる時点、すなわち幻覚や妄想、興奮などといった激しい症状が現れる数年前から、病気のプロセスが始まっているからです。

前兆とみられる症状が現れる前駆期には、すでに脳内に萎縮《いしゅく》などのトラブルが生じていると考えられます。しかし、この前駆期に治療を始めることができれば、発症を予防する、あるいは遅らせることができる可能性があります。

また、統合失調症は、発症してから最初の5年間くらいで障害が急速に進む場合があるとされているので、この間にいかに早く診断を受け、治療を開始するかが病気の予後を左右するといえます。当然ながら、症状が現れてから治療を開始するまでの未治療期間は、短ければ短いほど予後がよいことがわかっています。逆に、未治療期間が長ければ長いほど、症状は重症化・慢性化しやすいといわれています。

ただ、統合失調症の症状の現れ方や程度には、個人差があります。最も特徴的な症状は幻覚や妄想ですが、幻覚や妄想はそれほど強くなく、陰性症状や認知機能障害が目立つ場合もあります。激しい陽性症状だけに注目していると、受診の機会を逃してしまうことがあるので注意が必要です。

統合失調症は、思春期から青年期に発症しやすい病気です。とくにこの時期に何らかの精神症状が見られる場合は、早めに専門医に相談することをおすすめします。

前兆を見逃さず“早期の治療”を

統合失調症は幻覚や妄想などの症状が現れる数年前から病気のプロセスが始まっているといわれている

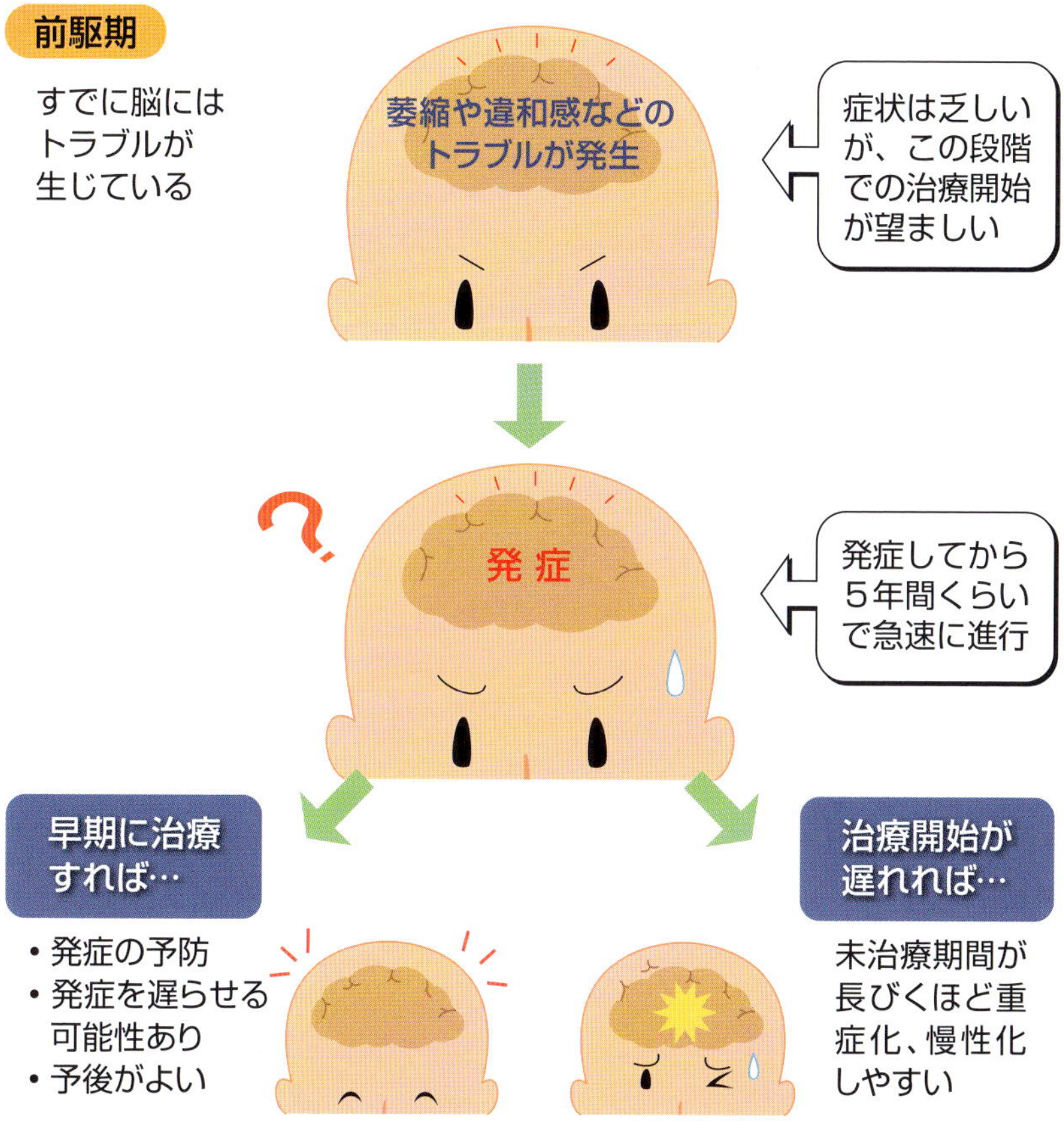
前駆期
すでに脳にはトラブルが生じている
萎縮や違和感などのトラブルが発生
症状は乏しいが、この段階での治療開始が望ましい
発 症
発症してから5年間くらいで急速に進行
早期に治療すれば…
・発症の予防
・発症を遅らせる可能性あり
・予後がよい
治療開始が遅れれば…
未治療期間が長びくほど重症化、慢性化しやすい

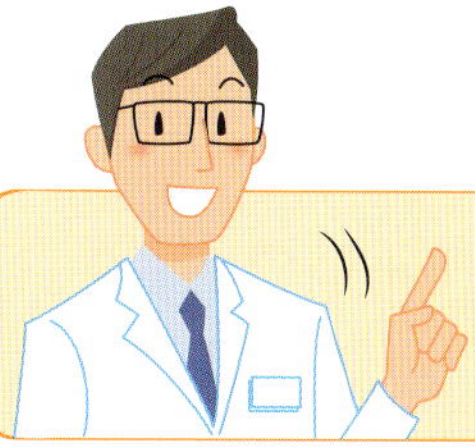

統合失調症は、思春期から青年期に発症しやすい病気。この時期に何らかの症状が見られる場合は、早めに専門医に相談を

患者さんに受診を促す説得を

早期の受診がすすめられる統合失調症ですが、実際は1～2年の未治療期間を経て受診されるケースが多いといいます。統合失調症という病気では、「最初の受診の難しさ」というものが1つ、大きな壁になっているのです。

からだの病気であれば、何らかの自覚症状が現れたら、自ら病気を疑い、早々に受診されることでしょう。しかし、統合失調症の場合、多くは本人に病識がありません。不眠や不安、抑うつなど、前駆期の症状をつらいと感じることはあっても、病気の知識がなければ、それが統合失調症の症状だとは思わないでしょう。ましてや、幻覚や妄想が現れたときには、さらに病識を持てなくなっています。本人自らが統合失調症を疑って受診するのは、非常に難しいということです。

そこで、最も身近な存在である家族が症状に気づき、精神科の受診をすすめる必要があります。場合によっては、信頼できる友人、学校の先生や職場の上司などがその役割を担うこともあるでしょう。

ただし、無理やり病院に連れて行こうとすると、かえって本人を混乱させ、攻撃性や暴力性を高めてしまうことがあります。かといって、精神科へ行くことを隠したり、嘘をついたりして連れて行くのも禁物です。後々、不信感を残すことになります。今後の治療をサポートしていくうえで、家族との信頼関係は不可欠なので、正直に、根気よく説得することが大切です。

嫌がる本人を説得するのはつらく、難しいことですが、一番つらいのは症状を抱える本人です。病気を悪化させないためにも、一刻も早く適切な治療を受ける必要があるのです。家族や周囲の人は、そのことをしっかり理解して、本人が前向きに治療に取り組めるよう説得を重ね、受診を促すようにしてください。

やっていい説得、いけない説得

やってはいけないこと

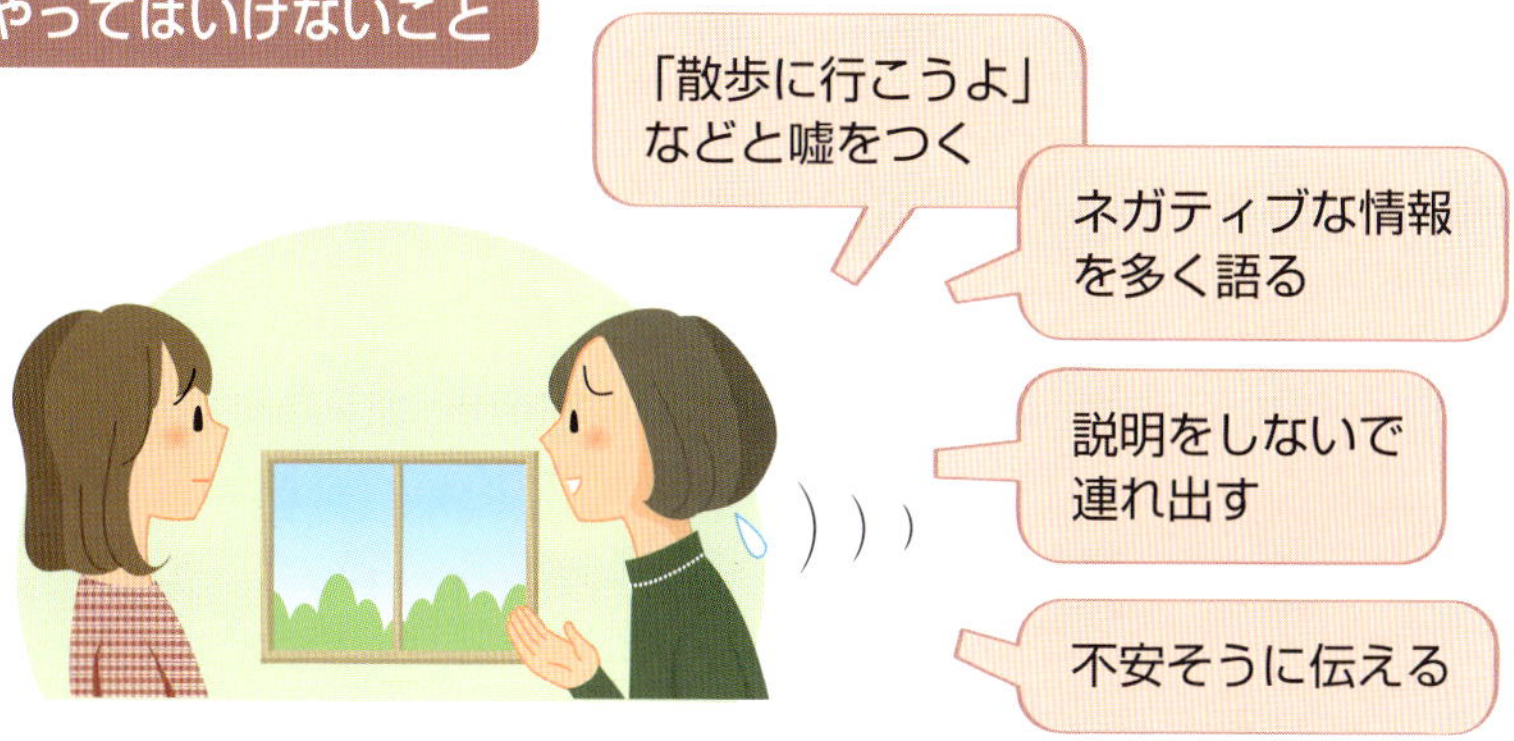
「散歩に行こうよ」などと嘘をつく
ネガティブな情報を多く語る
説明をしないで連れ出す
不安そうに伝える

望ましい伝え方

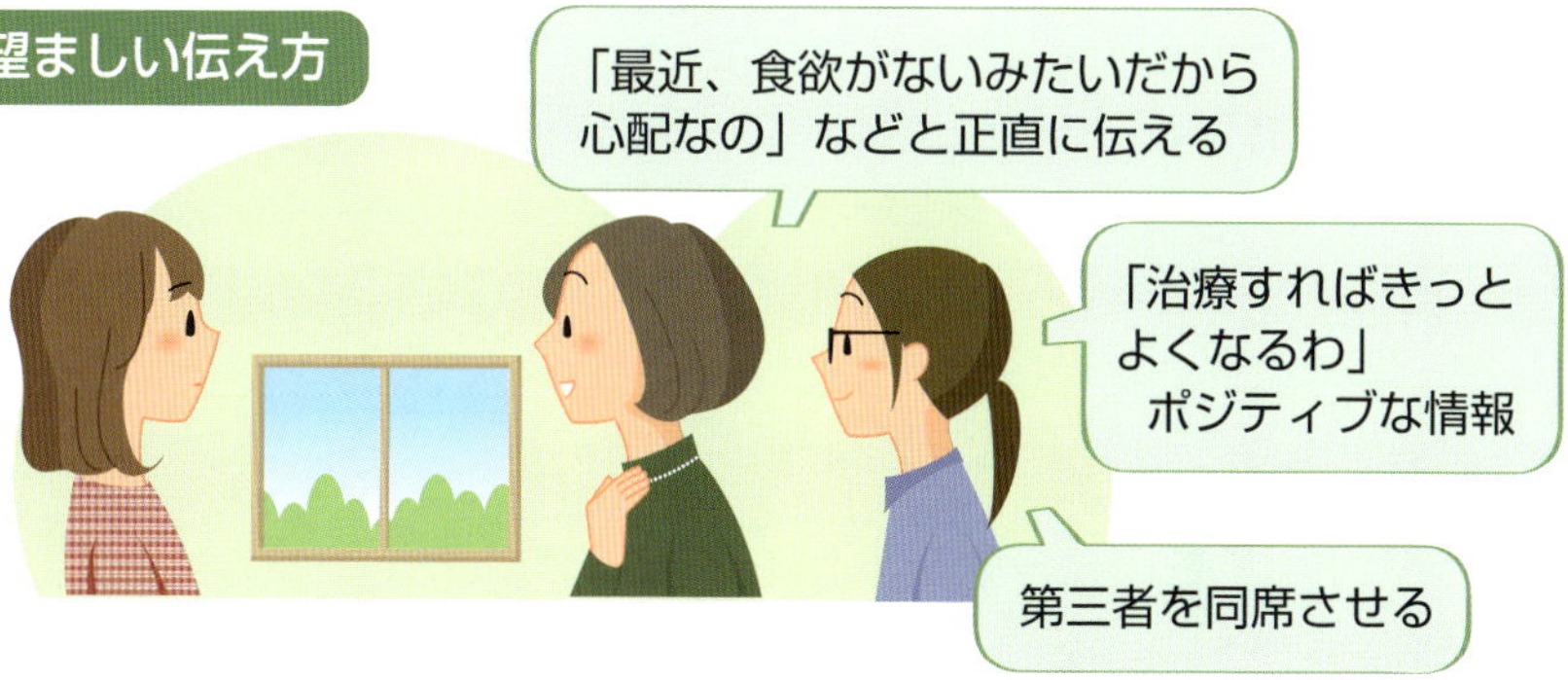
「最近、食欲がないみたいだから心配なの」などと正直に伝える
「治療すればきっとよくなるわ」ポジティブな情報
第三者を同席させる

Dr.ITOKAWA プラス1メッセージ

当事者の気持ちに共感しながら受診へと導く

一般に妄想は肯定でも否定でもない中立的な対応が良いといわれます。「命を狙われて怖い」という被害妄想に対し「そうだ狙われているね」でも「狙われてなんかいないよ」でもなく、「それは怖いですね」と答えるのが中立的な対応になります。妄想内容の真偽に触れず、気持ちに共感しながら一緒に解決策を考えていく対応が望まれます。

「隣の家から監視をされている」という被害妄想に対し、「監視のためにまいっていて精神的に不安定な状態では、本当に監視されていないときまで監視されているような気がすることがある。医師にかかって安定した精神状態になったほうが、本当に監視されているときとそうでないときの区別がついて、証拠が押さえやすくなるかもしれない」と説明して受診をすすめる方法もあります。（文献⑤：157頁）

column

統合失調症と間違えやすい病気は？

統合失調症の症状は、実に多彩です。そのため、統合失調症と症状が重なる病気や間違えやすい病気はたくさん存在します。

たとえば、統合失調症と同様の症状が出現しても、1か月以内に完全に回復することがあり、これを「短期精神病性障害」といいます。幻覚や妄想、思考滅裂や奇異な行動などの陽性症状は統合失調症と同じですが、統合失調症の前駆期にあたるものはなく、急激に症状が始まり、短期間で消失します。また、短期精神病性障害よりも症状が長引くけれど、6か月以内に完全に治まるものは、「統合失調症様障害」と呼ばれ、こちらも統合失調症とは区別されています。

「妄想性障害」という病気も、妄想があるという点が似ていますが、妄想だけが持続し、幻覚やその他の精神症状はあまり見られません。

統合失調症の前駆期の症状や陰性症状は、「うつ病」と混同されがちです。とくに陽性症状がまだ現れていない前駆期は、専門医でも診断が難しいとされています。抑うつと躁《そう》状態をくり返す「双極性障害」では、興奮や攻撃性、誇大妄想などが見られることがあり、統合失調症の激しい陽性症状と重なります。また、幻覚や妄想といった統合失調症の症状と、うつ病と双極性障害の症状の両方を同時に併せ持つ場合は、「統合失調感情障害」と呼ぶことがあります。

「自閉症スペクトラム障害」も、統合失調症と間違えやすい病気です。自閉症スペクトラム障害は、自閉症やアスペルガー症候群などを統合した診断名で、対人コミュニケーションに障害があり、物事に対する興味や関心の幅が狭い、パターン化された行動をくり返すなどの症状を特徴とします。また、自閉症スペクトラム障害の約90%に視覚や聴覚、味覚、触覚などの感覚異常・感覚過敏が見られ、これも統合失調症の幻覚と間違えられることがあります。

第３章

診断と急性期の治療について

統合失調症の幻覚や妄想は、できるだけ早期に受診し、適切な治療を施せば多くが改善されます。本章では、受診のコツと診察の流れ、そして最新の薬物療法を中心に急性期の治療について紹介します。

病気か否かの自己判断より、まずは受診を

自分が、家族が、疑わしかったら専門医へ

前章では、統合失調症の症状についてみてきました。本章では、急性期の治療についてくわしく解説していきます。

統合失調症の治療を始める時期は、早いに越したことはありません。適切な治療を受けるためには、専門医による診断が必要であり、その第一歩が〝はじめての受診〟ということになります。ただ、このはじめての受診を様々な理由から躊躇《ちゅうちょ》したり、先送りにしたりするケースが見受けられます。

本人あるいは家族が、「何かおかしい」と感じたときは、できるだけ早期に専門医を受診することがすすめられます。ところが、症状に気づいているにも関わらず、「疲れているだけだろう」「そのうちよくなるだろう」と自己判断してしまい、受診しないケースがあるのです。

また、統合失調症の専門医とは、「精神科医」を指します。この「精神科」という名前に抵抗を感じて、受診をためらうケースも多いようです。

陽性症状があまり目立たず、陰性症状だけが強い場合、あるいは精神科に抵抗があると、「とりあえず心療内科を受診して様子をみよう」と考えることもあるかもしれません。しかし、心療内科*は本来は内科であり、精神的要因で現れた身体症状を診てくれる診療科です。多くは精神疾患である統合失調症の診療には慣れておらず、診断の遅れにつながることがあります。早々に統合失調症が疑われる場合は、精神科医のいる医療機関を紹介してくれるでしょうが、結果としては回り道することになります。

はじめての受診は、すみやかに精神科医のいる医療機関を受診するのが治療開始への早道です。

用語解説 心療内科　過敏性腸症候群や過換気症候群など、おもに心身症を扱う内科。軽症のうつ病や摂食障害など、身体症状をともなう精神疾患を扱うこともある。

はじめての受診は「精神科医」のいる医療機関へ

本人・家族が何かおかしいと感じたら……

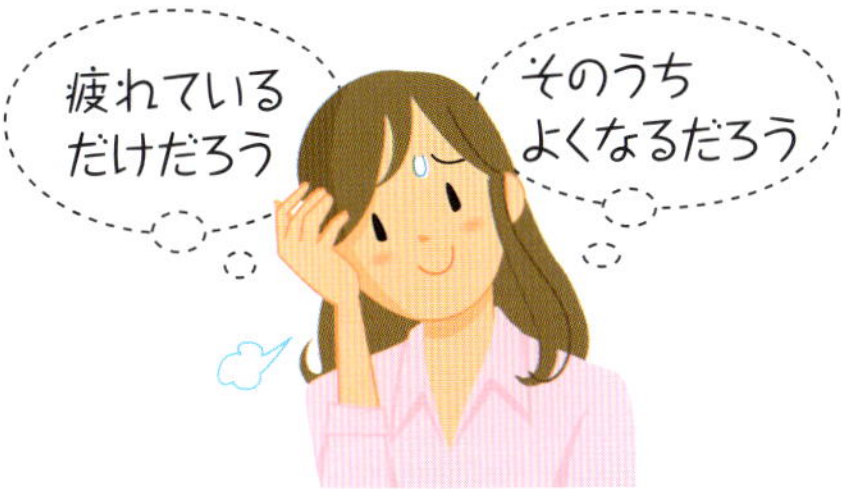
疲れている
だけだろう
そのうち
よくなるだろう

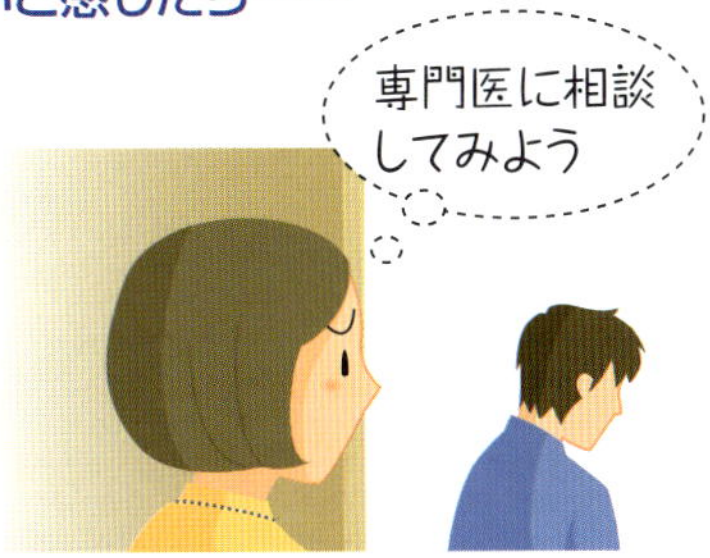
専門医に相談
してみよう

✕ → 自己判断は禁物

○ → 専門医による診断を受けて

◇ 精神科医のいる診療科・病院 ◇

病　院

- ○精神科
- ○神経科
- ○精神神経科
- ○メンタルヘルス科

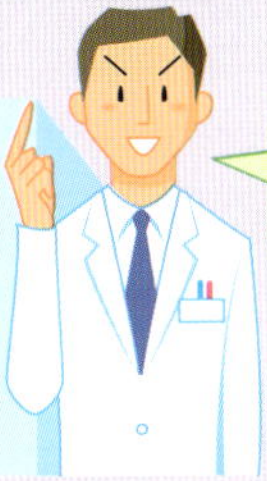

よく似た名前の「神経内科」は、脳梗塞やパーキンソン病など、脳の器質性疾患を扱う専門科。精神疾患は扱っていないので注意！

その他

○一般病院

精神科以外にも様々な診療科が設けられている。総合的な医療が受けられ、持病がある場合などに便利。長期入院が必要になる重症の患者さんには対応できない場合も

○精神科病院

精神疾患を専門とする病院。かつては、社会から隔離する閉鎖病棟が多かった。現在は社会復帰をめざす方向に変わりつつあり、重症の患者さんにも対応可能

○クリニック

ほとんどが外来中心。症状が軽い場合など、生活のペースを保ちながら通院するのには便利

※上記の診療科や病院がどこにあるのかわからない、どの診療科を受診すればよいのかわからないといった場合は、市区町村の「保健所」や「精神保健福祉センター」の窓口に相談してみよう

患者さんが受診を拒んだときは

症状に気づいた家族がいくら受診するよう望んでも、患者さん本人が断固としてそれを拒否する場合があります。実は、これこそがはじめての受診を難しくする最大の壁といえます。

あまりにも強く拒否されると、家族としても説得に疲れて、「だったら好きにしろ」と投げやりになってしまうこともあるでしょう。また、暴言や攻撃性が強く出ているときは、家族ですら「もう関わりたくない」「そばに近寄りたくない」という気持ちになってしまうかもしれません。

患者さんがこれまでとはあきらかに違う様子を見せたとき、家族は不安や恐怖を感じることでしょう。しかし、患者さん自身も、様々な心身の不調に苦しんでいます。不安や恐怖と闘っているのです。

そこで、家族はまず落ち着くことが大切です。患者さんの奇異な言動や行動は、精神疾患によるものなのだということをしっかり認識してから、受診の説得にあたるようにします。今抱えている不調は病気の症状であり、治療をすれば必ず楽になるということを、やさしく、粘り強く説得してください。そして、患者さんも納得したうえで、家族と一緒に受診するのが理想です。

ただし、自分を傷つけたり、他人に危害を加える可能性が高い場合などは、時間をかけて説得している余地はありません。多くは入院しての治療が必要になるのですが、本人の同意が得られない場合は、強制的に入院させるしくみもあります（１０４頁）。この場合、たとえその場では同意を得られなくても、後に入院することは患者さんにとって必ずプラスになるということを伝えるようにしましょう。

受診を促すとき、入院させるとき、そして治療を続けていくうえでも、患者さんにとって家族は最大の味方であり、支援者であることを伝え続けることが大切です。

受診拒否には「粘り強い説得」を

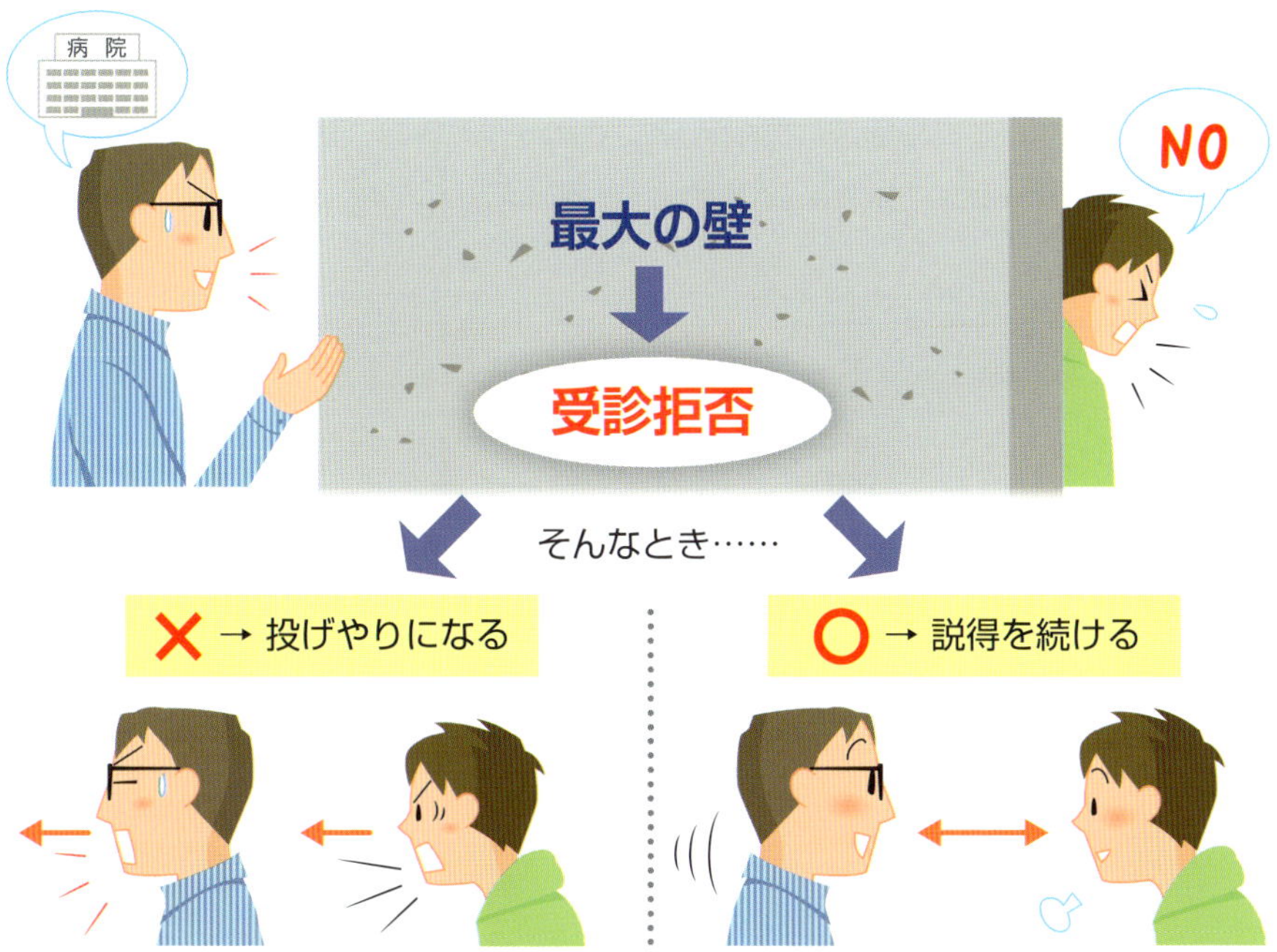

家族がまず落ち着くことが大切。原因は本人ではなく病気にあると理解する

相手の気持ちになって寄り添い、家族が最大の味方であることを粘り強く伝え続ける

Dr.ITOKAWA プラス1・メッセージ

相談できる第3者を確保しておく

受診を拒むとき、様々な理由が背景に考えられます。一般には、自分が病気であることがわからない（病識がない）からと説明されることがあります。病気であることがわかれば（病識がでれば）、受診行動につながると単純に考え、内省を促す（判断の誤り、現実を正しく検討できない失敗を指摘する）ことは家族関係をこじらせたり病状を悪化させる可能性があります。

なぜなら、精神病であることを強く意識することは、自分の心の機能に大きな欠陥があることを認め受け入れる「悲哀体験」に他ならないからです。

自己価値の棄損と否応なく向き合う苦悩へ無頓着に病識を強いても、受診行動にうまくつながらないことが多いでしょう。また、前回の入院がトラウマになって受診を拒んでいる場合もあります。ふだんから、保健師や養護教諭、保健所など第3者への相談をつないでおくことも大切です。

病気を突きとめる診察の流れ

はじめに医師による面談（問診）から

　統合失調症を疑ってはじめて受診するときは、患者さん1人で受診するのではなく、できるだけ身近にいる家族などが同行するようにしてください。なぜなら、統合失調症のように病識を持つのが難しい病気を診断する場合、家族からみた客観的な情報が重要な役割を果たすことが多いからです。

　診察は、医師との面談（問診）を中心に進められます。その際、患者さんが家族の同席を嫌がる場合もあれば、家族が本人のいないところで今までの経緯を話したいという場合もあります。そのため、患者さんの状態やそのときの状況に応じて、本人と家族が同席して面談を行う場合もあれば、別々に話を聞く場合もあります。

　問診では、患者さんが自発的に受診してきたのか、家族に説得されて連れてこられたのかによって、アプローチの仕方は異なりますが、概ね次のようなことを聞かれます。

- ●どのような症状があるのか
- ●それはいつ頃からはじまったのか
- ●症状の変化と経過
- ●日常生活や社会生活で困っていること
- ●これまでに相談した機関や治療を受けた医療機関
- ●既往歴
- ●生活歴*
- ●家族歴

　はじめての受診では、家族も患者さんもさぞかし緊張されることでしょう。そんな中で、以上のような質問に、その場で空で正確に答えるのは難しいものです。問診をスムーズにすすめるためにも、家族があらかじめメモして持参するとよいでしょう。

用語解説　生活歴　統合失調症は様々な要因が複雑に絡み合って発症すると考えられているため、出生から現在までの〝生い立ち〟を細かく質問する必要がある。

はじめての受診で、医師から聞かれること

症状について

- 現在、どんな症状がみられるのか
- その症状はいつ頃からはじまったのか
- 症状は変化しているか、また変化した時期
- 過去に別の症状はあったか、またその時期
- 日常生活や社会生活にどんな支障を来しているか
- これまで相談した機関、治療を受けた医療機関はあるか
- 治療を受けたことがある場合は、主治医の見解や治療内容　　など

既往歴

- 首のすわり、初語《しょご》など発達の遅れ
- 過去にかかった病気
- 現在、治療中の病気
- 手術やケガの有無
- 現在、服用中の薬　　など

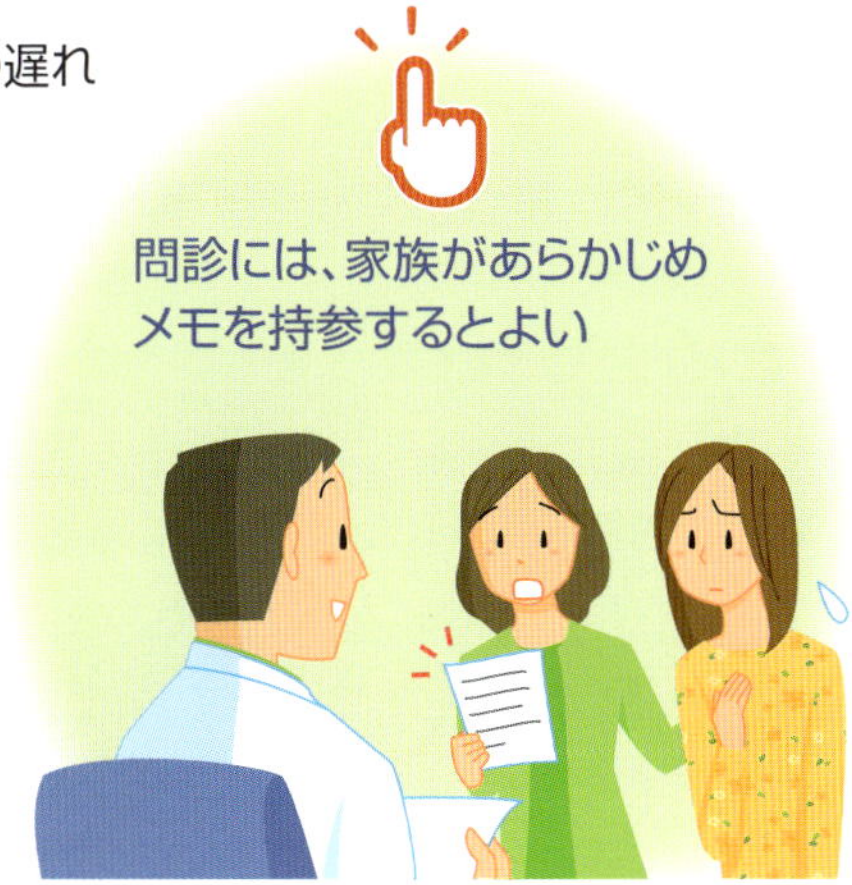
問診には、家族があらかじめ
メモを持参するとよい

生活歴

- 生まれた土地
- 転居の経験
- 乳児期から保育所、幼稚園、小学校、中学校、高校から学生時代までの家庭環境、友人関係、成績、挫折や失敗の経験など
- 職歴、仕事の内容、勤続年数、転職の事情
- 結婚歴や離婚歴
- 子どもの有無　　など

家族歴

- 家族の既往歴、とくに精神疾患の有無
- 自殺者（既遂･未遂）の有無　　など

診断を確定するための各検査

統合失調症は多彩な症状を示す病気です。統合失調症以外の病気と重なる症状も多いため、診断を確定するためには、ほかの病気との鑑別が重要になります。

そこで問診の次に、体温、脈拍、血圧などを測定し、必要に応じて血液検査や尿検査、生化学検査、心電図、髄液検査、脳波検査、脳の画像検査（CT検査やMRI検査など）が行われます。これらの検査のおもな目的は、統合失調症以外の病気や原因を除外することにあります。

たとえば、脳腫瘍、ウイルス性脳炎、側頭葉てんかん*、甲状腺疾患などの身体疾患から統合失調症に似た精神症状が現れることがあります。これらの身体疾患の有無は、脳の画像検査や髄液検査でわかります。そのほかにも、麻薬や覚醒剤《かくせいざい》など違法薬物の使用、アルコール依存症などでも幻覚や妄想が引き起こされることがあります。また、処方薬の副作用で精神症状が現れることもあります。これらの有無については、問診や尿検査、血液検査などを合わせて確認します。

一方で、抑うつ症状が強く現れている場合は、うつ病など他の精神疾患との鑑別も重要になります。そこで、近年注目されている検査に「光トポグラフィー検査」があります。これは、近赤外線を利用して、活動中の脳の血流変化を測定する検査で、統合失調症・うつ病・双極性障害（躁《そう》うつ病）を鑑別する診断補助検査として、2014年から一部の医療機関で保険適応となっています。

また、統合失調症が疑われるときは、精神的な発達、知能、人格、認知機能、そのほかの心理状態などを評価する目的で、いくつかの心理テストを行うこともあります。心理テストの結果は、知的障害や発達障害、不安障害などと鑑別する際、客観的な資料として参考にします。

用語解説　側頭葉てんかん　脳の神経細胞の過剰な放電によって痙攣などを起こす病気をてんかんといい、なかでも脳の側頭葉で放電が起こるものを側頭葉てんかんという。

ほかの病気との鑑別が重要

検査のおもな目的は、統合失調症と似た精神症状が現れる病気や原因を調べること

例1 脳腫瘍、ウイルス性脳炎、側頭葉てんかん、甲状腺疾患など

例2 麻薬や覚醒剤などの使用

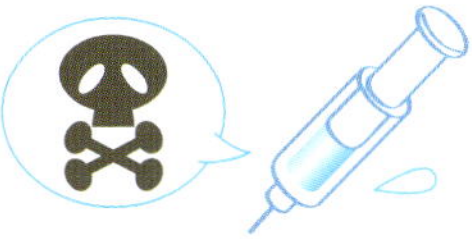

統合失調症と似た精神症状が現れることがある

例3 処方薬の副作用

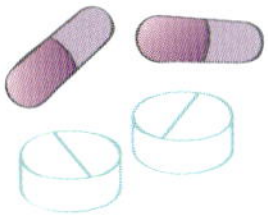

例4 うつ病など、ほかの精神疾患

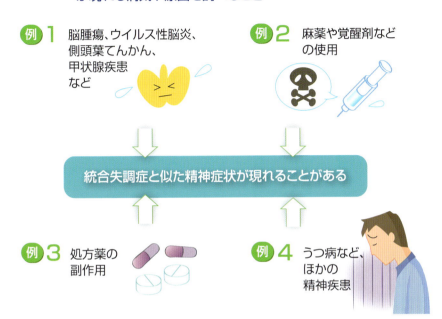

Dr.ITOKAWA プラス1・メッセージ

精神疾患は「モノ」と「コト」が合わさった病気

ほとんどの内科や外科の疾患は、物質的な状態で決まります。たとえば、胆石は胆嚢に石がたまって痛む病気で、薬や手術で石を取り除けば治ります。狭心症は冠動脈が細くなって心筋が酸欠になって痛む病気で、ステントやバイパス手術で狭い冠動脈を広げて心筋の酸欠を解消すれば治ります。いわば、石のありなし、血管が狭いか広いかといった「モノ」としての病気です。

一方で、この世には「モノ」ではないもの、出来事という「コト」も存在します。夫婦喧嘩、万引き、DVなどは「モノ」ではなく、「コト」です。モノは、石の有無や、冠動脈が狭くなっているか否かを画像検査で診断できます。ところがコトは検査で写せないので、たとえば「15分以上、夫と妻が60dB以上の声でののしりあった状態」と定義して診断するようなものが操作的診断（75頁のDSMもその１つ）です。精神疾患は脳のモノとしての性質と、人との関係性や価値観といった「コト」としての性質が合わさって成立すると考えられます。

診断には世界標準も参考にする

様々な検査結果から慎重に最終診断をする

　統合失調症は精神疾患、すなわち〝こころの病〟です。症状や障害を目で見たり、数値で測ることができないため、診断を確定するのは容易ではありません。ここでは、診断までのおおまかな流れを見てみることにしましょう。

　診察では問診のほか、各種検査が行われます。そして、前項で紹介した様々な検査の結果から、身体疾患や薬物の使用、処方薬の副作用など、精神疾患以外の原因が除外されると、統合失調症の〝可能性が高い〟ということになります。つまり、検査だけでは、統合失調症かどうかを確定することはできないということです。

　ここからは、今ある精神症状が統合失調症によるものなのか、それともうつ病や不安障害など他の精神疾患によるものなのか、あるいは正常範囲の心因反応なのかを診断していかなくてはなりません。

　そこで大きな役割を果たすのが、面談の中身です。医師は患者さんが診察室に入って来た瞬間から、患者さんの態度、表情、話し方をつぶさに観察しています。そして、本人の訴えや家族からの情報を入念に聴取し、それらをもとに、医師自らの経験と知識を駆使して統合失調症の可能性を探ります。

　最終診断は、医師個人の独断で下されるわけではありません。精神医学の臨床現場では、世界標準の診断基準も用いられています。この診断基準には、WHO（世界保健機関）が定めた「ICD−10*（国際疾病分類・第10改訂版）」と、米国精神医学会が定めた「DSM−5（精神疾患の診断・統計マニュアル・改訂第5版）の2つがあり、医師はこれらの診断基準も参考にしながら、最終診断を行います。

用語解説　ICD-10　WHO（世界保健機関）が作成する死因・疾病に関する統計と分類。1900年に第1版が出版され、ICD-10は1990年に発表された第10版。

DSM－5による統合失調症の診断基準

A 以下のうち2つ以上（少なくとも1つは（1）、（2）、（3）であること）、それぞれが1か月間（治療が成功した場合はより短い期間）ほとんどいつも存在している。

(1) 妄想
(2) 幻覚
(3) まとまりのない発語（例：頻繁な脱線または滅裂）
(4) ひどくまとまりのない、または緊張病性の行動
(5) 陰性症状（例：感情の平板化、意欲の欠如）

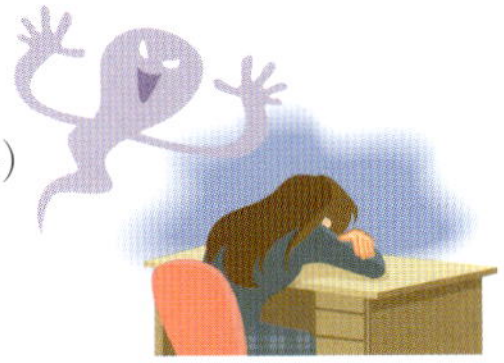

B 障害のはじまり以降の期間の大部分で、仕事、対人関係、自己管理などの面で、1つ以上の機能のレベルが病前に獲得していた水準よりも著しく低下している（小児期や青年期の発症の場合は、期待される対人的、学業的、職業的水準に達していない）。

C 障害の持続的な徴候が少なくとも6か月間存在する。この6か月間には、基準Aを満たす各症状（すなわち活動期の症状）は少なくとも1か月（治療が成功した場合はより短い期間）存在しなければならないが、前駆期または残遺期の症状の存在する期間を含んでもよい。これらの前駆期または残遺期の期間では、障害の徴候は陰性症状のみか、もしくは基準Aにあげられた症状の2つまたはそれ以上が弱められたかたち（例:奇妙な信念、異常な知覚体験）であらわされることがある。

D 統合失調感情障害と、精神病性の特徴をともなううつ病または双極性障害（躁うつ病）が、以下の理由で除外されていること。

(1) 活動期の症状と同時に、抑うつエピソードまたは躁病エピソードが発症していない。
(2) 活動期の症状中に気分のエピソードが発症していた場合、その持続期間の合計は、活動期および残遺期の持続期間の合計の半分に満たない。

E その障害は、物質（例:乱用薬物、医薬品）または他の医学的疾患の生理学的作用によるものではない。

F 自閉スペクトラム症や小児期発症のコミュニケーション障害の病歴がある場合、統合失調症の追加診断は、統合失調症の必須症状に加えて顕著な幻覚や妄想が少なくとも1か月（治療が成功した場合はより短い期間）存在する場合にのみ与えられる。

※米国精神医学会『ＤＳＭ－５』より改変

治療はどのように行われるのか？

治療には医師とのコミュニケーションが大切

問診、検査などがひと通り終わると、その時点での診断と病状、今後の治療方針、休息の必要性、薬の作用・副作用、今後の見通し、生活上の注意点などについて、医師から説明があります。ただし、これらの説明を初診時にすべて行うのは難しい場合もあるので、まずは現時点で必要なことを説明し、症状が落ち着くのを見ながら、順を追って説明を加えていく場合もあります。

こうしていよいよ治療がスタートしますが、医師や治療方針、薬などに対して不信感があると、治療をスムーズに進めることができません。不明な点や不安に思うことがあれば、理解と納得が得られるまで、何度でも医師に確認することが大切です。

一方、医師の側も患者さんや家族からの情報を必要としています。たとえば、薬を服用して症状は改善されたか、副作用は出たか、症状の悪化や再燃、新たな症状の発現はあるかなど、様々な情報を受けて、医師は薬を調整していきます。

統合失調症は長い経過を辿《たど》る病気なので、医師との信頼関係は不可欠です。治療をスムーズに進め、適切な治療をさらに継続していくためには、医師と良好なコミュニケーションを図りながら、よりよい関係をつくり上げていくことが大切なのです。

なかなか治療の効果が現れないときなどは、主治医への不信感がつのり、医師を替えたいと思うこともあるかもしれません。しかし、医師を替えたからといって、症状がよくなるとは限らず、むしろ治療の中断から症状の進行を招くこともあります。医師の変更にはデメリットもあるということを知っておいてください。

医師との良好なコミュニケーションをつくり上げるコツ

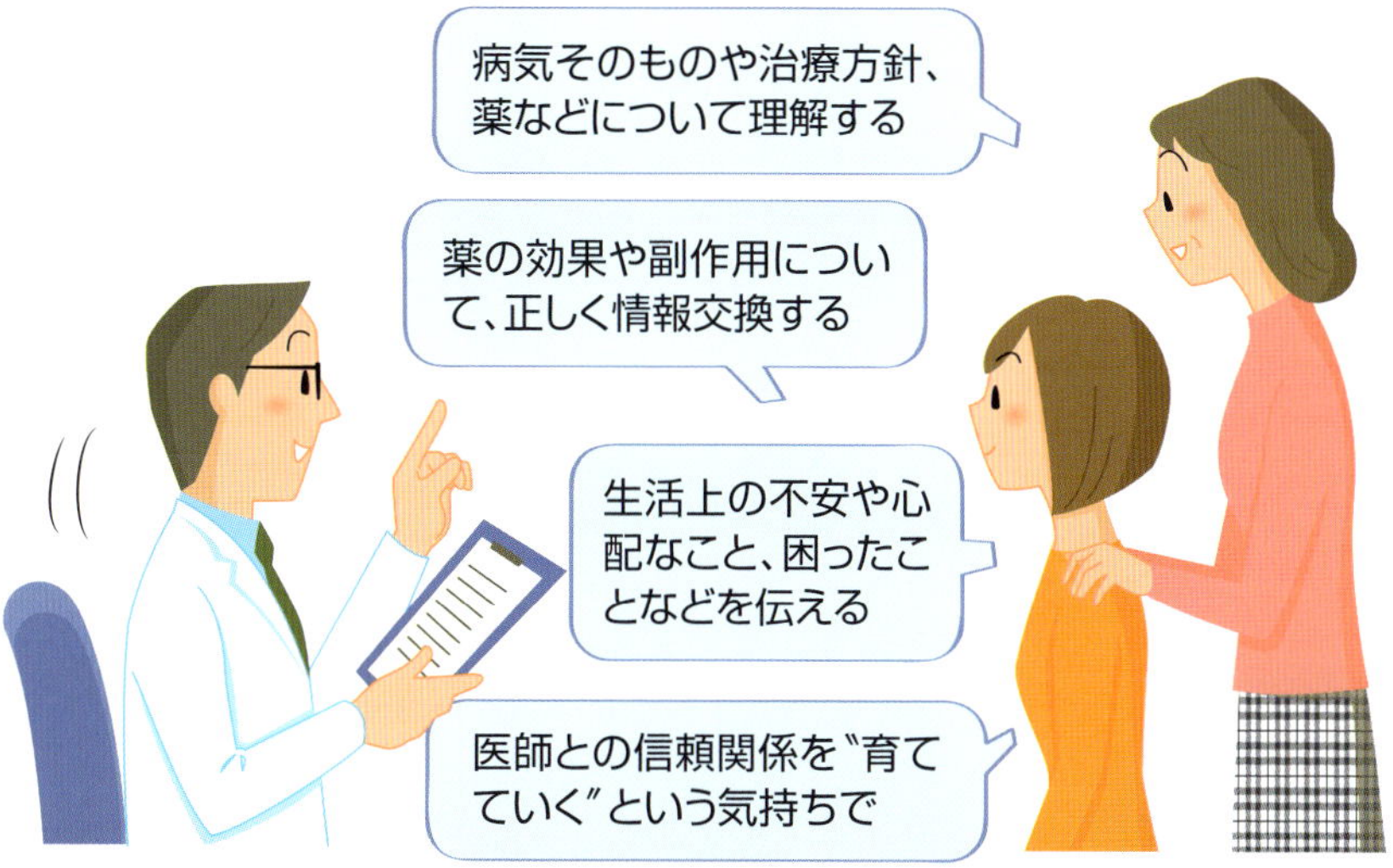
病気そのものや治療方針、薬などについて理解する
薬の効果や副作用について、正しく情報交換する
生活上の不安や心配なこと、困ったことなどを伝える
医師との信頼関係を〝育てていく〟という気持ちで

それでも不信感を拭い切れない場合は、医師の変更を考える

◇ 医師の変更を考えるケース ◇

- 主治医の説明が不十分
- 薬の種類・量がやたらと多い
- 患者さん本人の主治医への不信感が強く、受診を拒否する

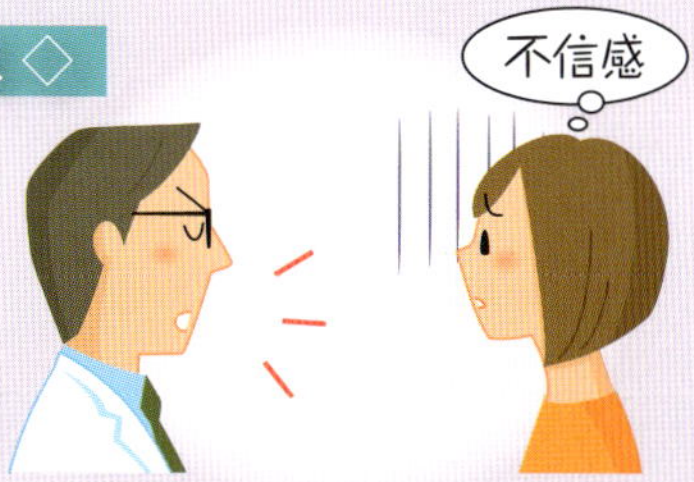

◇ 医師を変更するデメリット ◇

- 治療が中断し、その間に病状が悪くなってしまうことがある
- 新たな主治医と一から信頼関係を築き直さなければならない

基本は通院での外来治療になる

かつての統合失調症の治療は、入院治療が中心でした。そのため、統合失調症と診断されたら、「長期間の入院を余儀なくされる」、「社会から隔離される」などと誤解をされている方も多いことでしょう。または、「入院して24時間体制で治療にあたった方がよくなるのでは?」と、お思いの方もおられるかもしれません。

しかし、現在の統合失調症の治療は、基本的に通院での外来治療が中心となっています。その理由としては、薬や医療の進歩により、重症化する患者さんが減ってきたこと、社会から隔離するという差別的な考えが否定されるようになり、それよりも患者さんの社会復帰が重視されるようになってきたことなどが挙げられます。

入院治療には、24時間体制で患者さんの状態を把握し、集中して治療にあたることができるなどのメリットがありますが、一方で、入院という環境の大きな変化が一時的に症状を悪化させてしまうケースも少なくありません。また、入院することで日常生活が中断してしまうと、生活能力や社会性が低下し、社会復帰がより困難になるという問題もあります。

患者さんの病状によっては、入院治療が必要になることもありますが、できるだけ患者さんのそれまでの通常の生活を中断しないよう、自宅での生活を続けながら通院して治療を行うのが原則です。

外来治療を続けるためには、患者さん自身が通院の必要性を理解し、受け入れることが重要になります。病識を持てない患者さんに、「あなたは統合失調症で幻覚や妄想があるから、治療が必要なのだよ」と言っても、おそらく通用しないでしょう。しかし、病識のない患者さんにも、眠れない、気が休まらない、外に出るのが怖いなどといったつらい症状が必ずあるものです。そのつらい症状を楽にするための通院・治療なのだと理解してもらいましょう。

外来治療が中心となっている理由は？

1 医療の進歩

薬や医療の進歩により重症化するケースが減ってきた

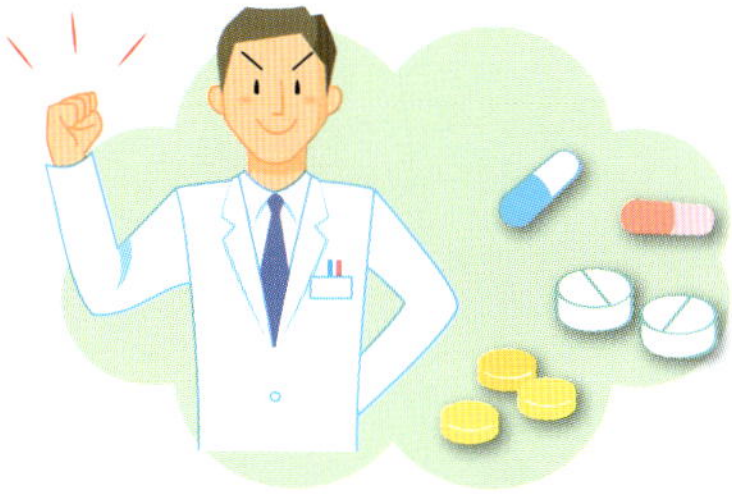

2 認識の変化

社会から隔離するという差別的な考えが否定されるようになってきた

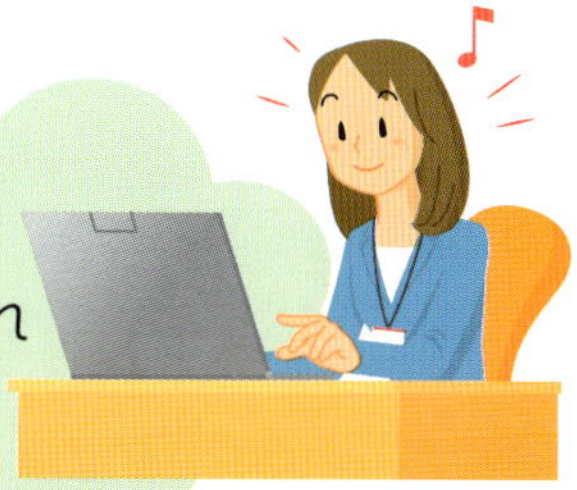

3 社会復帰

回復後の社会復帰が重視されるようになってきたため

しかし…

患者さんが通院・治療を拒んだら……

病気じゃないのに、
どうして病院に行くの！

× 妄想や幻覚があるからよ

○ つらい症状を楽にするためよ

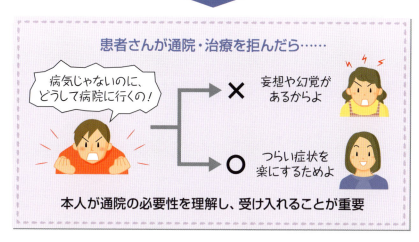

本人が通院の必要性を理解し、受け入れることが重要

薬物療法とリハビリの組み合わせで治療する

統合失調症の治療は、「薬物療法」と「リハビリテーション（以下、リハビリ）」を組み合わせて行われます。2つの療法は、どちらが欠けても治療はうまくいかないということを、まずは理解しておいてください。

薬物療法の中心となるのは、「抗精神病薬」と呼ばれる薬です。抗精神病薬には、脳内物質のバランスを調整することで、幻覚や妄想、興奮などといった急性期の激しい症状を鎮静化させる作用があります。また、抗精神病薬には再発を予防する作用もあり、安定した日常生活を維持するためには、急性期の症状が治まったあとも継続して服用することが重要になります。

一方で、統合失調症の患者さんは、病気による認知機能障害のため、日常生活が困難になっていたり、社会にうまく適応できなくなっていたりして、「生きづらさ」を抱えています。残念ながら、薬物療法だけでは認知機能障害を改善することはできず、生きづらさを解消することもできません。

そこで有効なのがリハビリです。統合失調症のリハビリには、社会性や生活機能を取り戻す「SST（社会生活技能訓練）」、歪《ゆが》められた思考パターンを修正する「認知行動療法」など、様々な療法や訓練法があります。足をケガして歩けなくなった人が、リハビリをして再び歩けるようになることをめざすように、統合失調症のリハビリでは、日常生活や社会生活で生じている困難を克服するとともに、意欲や希望を取り戻し、社会復帰をめざします。

統合失調症の治療というと、幻覚や妄想など激しい症状ばかりに目を奪われがちですが、症状を消し去ることだけが治療ではありません。病気によって生じている様々な障害を乗り越え、ＱＯＬ（生活の質）を向上させ、一人の人間としての全体的な回復をめざすことが、治療の本質といえます。

治療は二本立てで進められる

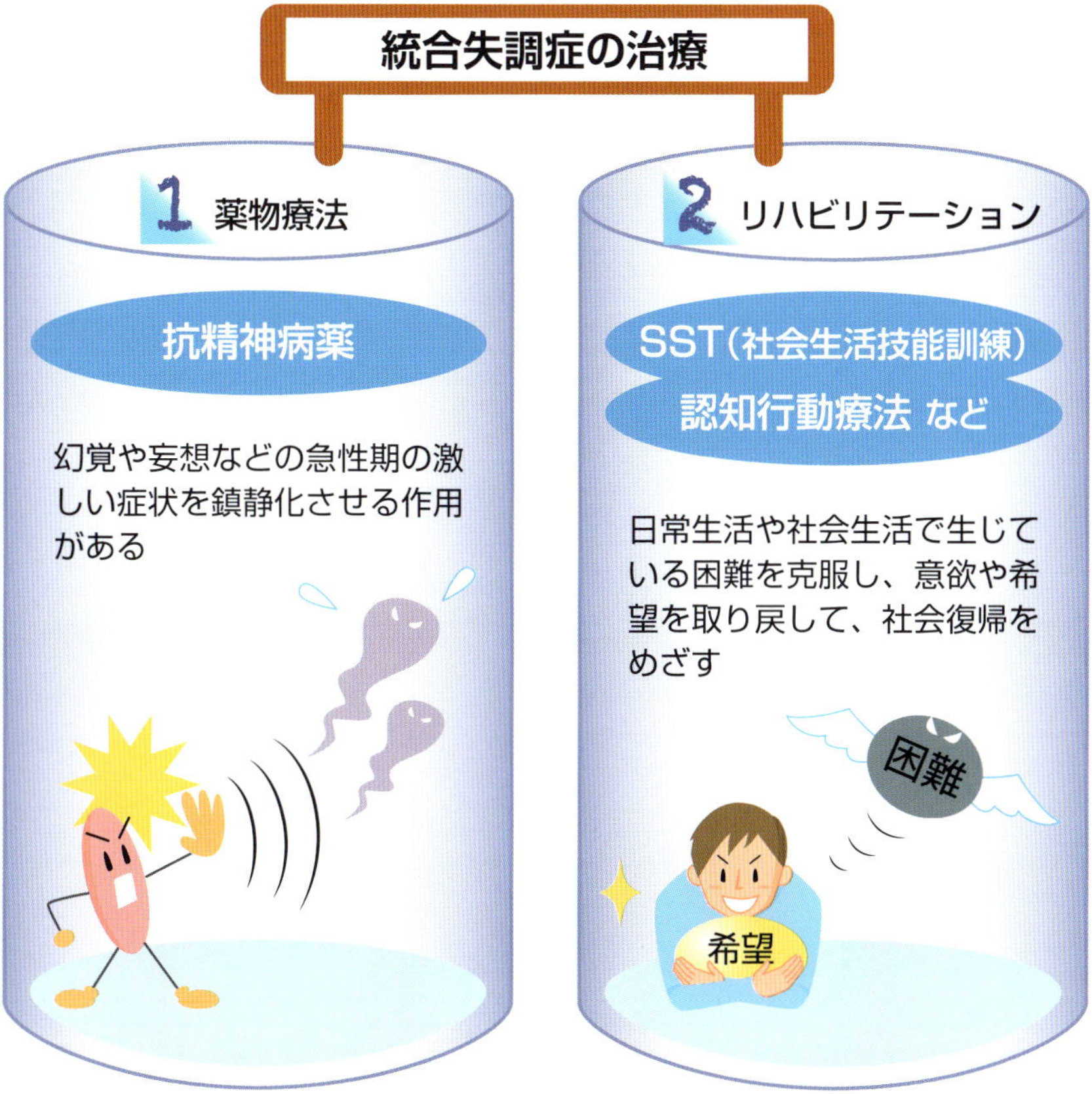
統合失調症の治療
1 薬物療法
抗精神病薬
幻覚や妄想などの急性期の激しい症状を鎮静化させる作用がある
2 リハビリテーション
SST（社会生活技能訓練）
認知行動療法 など
日常生活や社会生活で生じている困難を克服し、意欲や希望を取り戻して、社会復帰をめざす
困難
希望

どちらが欠けても治療はうまくいかない

統合失調症治療の本質は、病気によって生じている障害を乗り越え、QOL（生活の質）を向上させ、一人の人間としての全体的な回復をめざすこと

医師以外にも家族や専門スタッフの力が必要

前項で紹介したように、統合失調症の治療は総合的に行われます。そのため、治療には医師以外にも、様々な専門スタッフが協力・連携してあたります。

医療機関では、医師や看護師のほか、精神保健福祉士、作業療法士、臨床心理士、薬剤師といった専門職がリハビリを担当したり、相談・助言・指導・援助などを行います。

また、患者さんが暮らす地域にも、保健師やケアマネージャー、障害者職業カウンセラー、障害者職業相談員など様々な分野の専門スタッフがおり、患者さんや家族の暮らしをバックアップしてくれます。第5章では、こうしたスタッフから支援を受けるためのノウハウについても解説しているので、参考にしてみてください。

患者さんが適切な治療を続けていくためには、家族の理解と協力も不可欠です。多くの場合、患者さんにとって最も信頼でき、頼れるのは家族であり、家族の考え方や接し方は、ときに医療以上に大きな意味を持つともいわれます。

統合失調症を発症した患者さんは、今までにない不安な状態におかれています。妄想により他人への不信感が増しているときは、周囲がすべて敵のように思え、えも言われぬ孤独や恐怖を感じていることでしょう。家族は、「私たちはあなたの味方だよ」というメッセージを送り続けることが大切です。そして、病気や治療法について正しい知識を持ち、回復に向けて患者さんと併走する気持ちで、寄り添うようにしてください。

こうして多くの人たちの力に支えられて、統合失調症の治療は進むのですが、実際に病気に立ち向かうのは、患者さん本人に他なりません。家族など周囲の人は、必要以上に過保護にならないよう注意し、患者さんの自立への道筋をサポートしていくことが大切です。

医師と専門スタッフが治療への道筋をサポート

治療は医師以外にも様々な専門スタッフが協力・連携して進められる

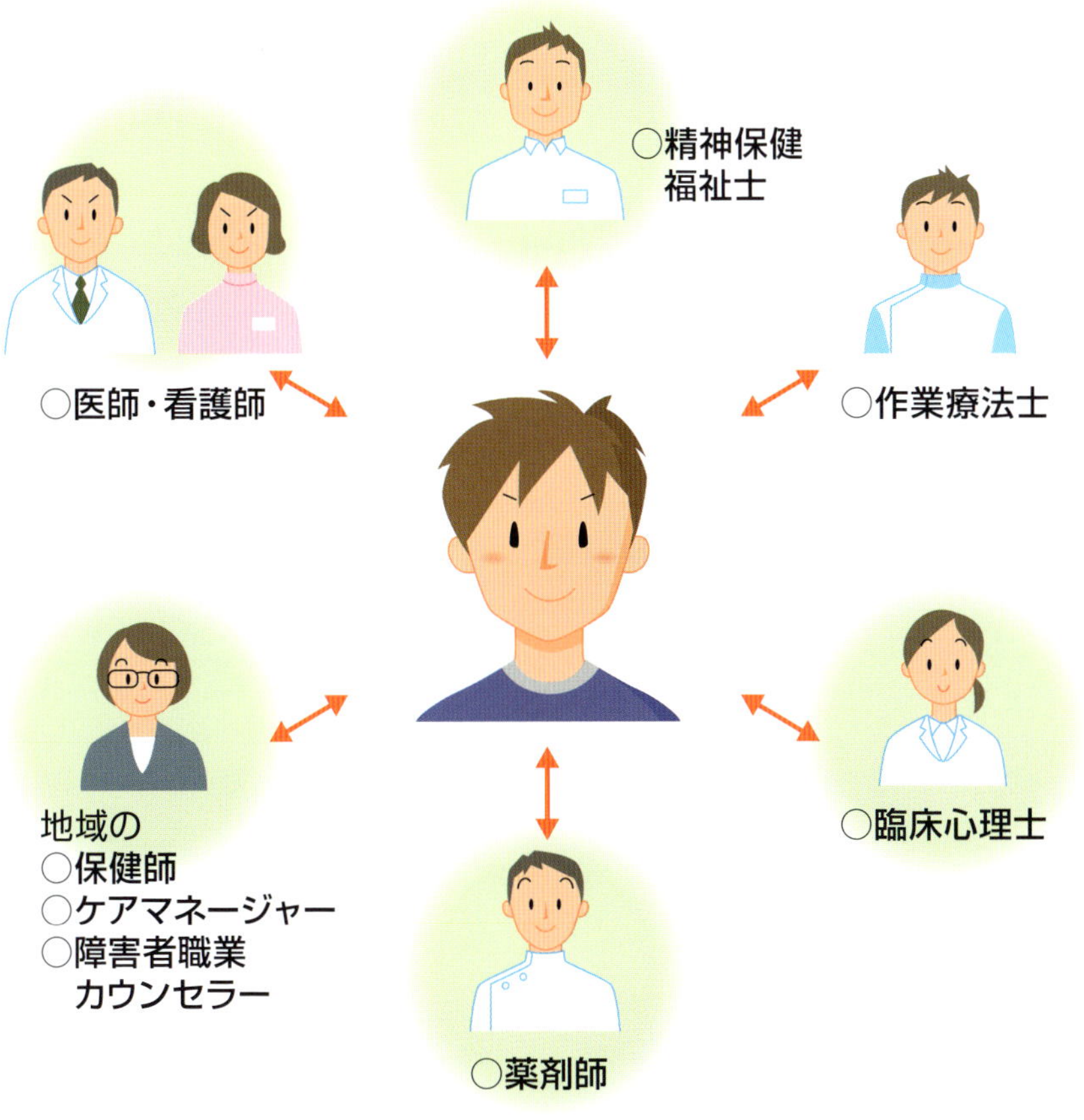

サポートのベースは家族。「私たちはあなたの味方だよ」というメッセージを送り続けることが大切

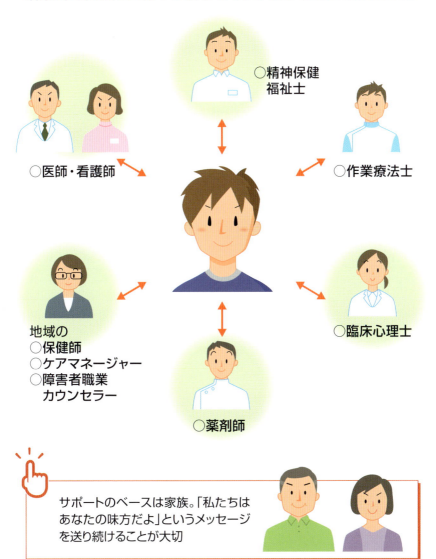

病期ごとの治療方針

統合失調症の治療は、薬物療法とリハビリを柱に行われますが、患者さんの病期に応じて方針が立てられます。

●前駆期

前駆期に受診されるケースは少なく、受診された場合でも、この段階で統合失調症と診断するのは難しいものです。そのため、睡眠薬や抗不安薬などを必要に応じて処方すると同時に、統合失調症の可能性も考えながら、定期的な経過観察とストレスを軽減するなどの環境調整を行います。

●急性期

統合失調症を発症すると、幻覚や妄想、興奮などといった激しい陽性症状が現れます。急性期の治療では、まず抗精神病薬を用いて陽性症状を鎮静化させます。症状に応じて睡眠薬や抗不安薬などを補助的に用いることもあります。また、この時期は日常生活や社会生活の機能も著しく低下していくため、症状がある程度落ち着いてきたら、できる範囲でリハビリを少しずつ始め、社会機能の改善を図ります。自傷他害*がある、またはその可能性が高い場合などは、入院治療を検討します。

●休息期

この時期は、元気がなくなる、意欲がわかないなどの陰性症状が中心となります。薬物療法を継続しながら、環境調整や精神療法（１１４頁）を行い、患者さんのストレスを最小限に抑えて再発を予防します。また、様々なサポートやリハビリを受けて、認知機能障害の改善を図ることも大切です。

●回復期

心も体も安定してくる時期です。社会生活機能を高め、ＱＯＬを向上させるためのリハビリを行い、自立した生活や社会復帰をめざします。なお、再発予防のため、薬物療法は継続して行います。

用語解説　自傷他害　自殺企図などの自傷行為と、殺人・傷害・暴行・器物破損・放火など他人の生命や財産に害をおよぼす他害行為をいう。

治療方針は病期ごとに立てられる

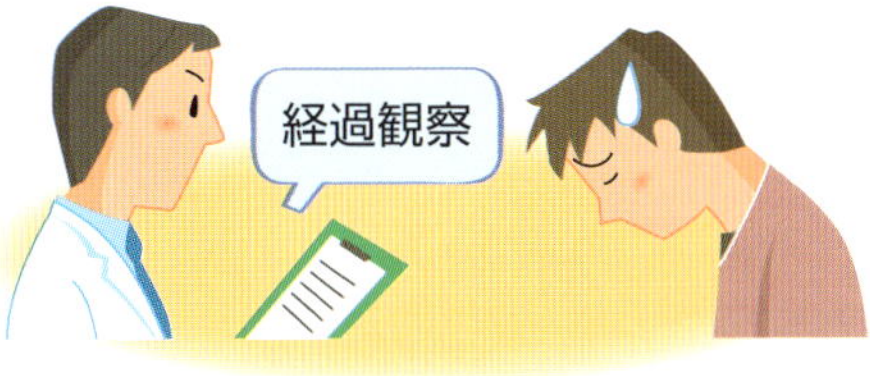

前駆期の治療方針

睡眠薬や抗不安薬などを必要に応じて処方する。定期的な経過観察とストレスの軽減などの環境調整を行う

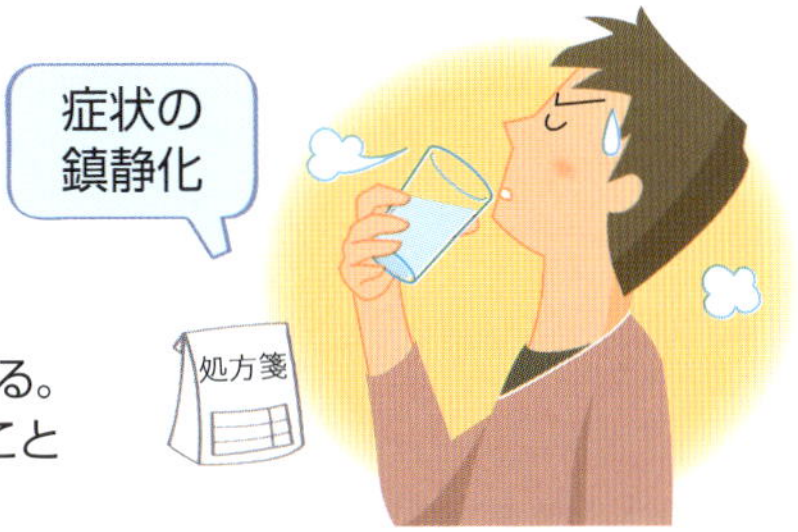

急性期の治療方針

抗精神病薬を用いて陽性症状を鎮静化させる。睡眠薬や抗不安薬などを補助的に用いることもある

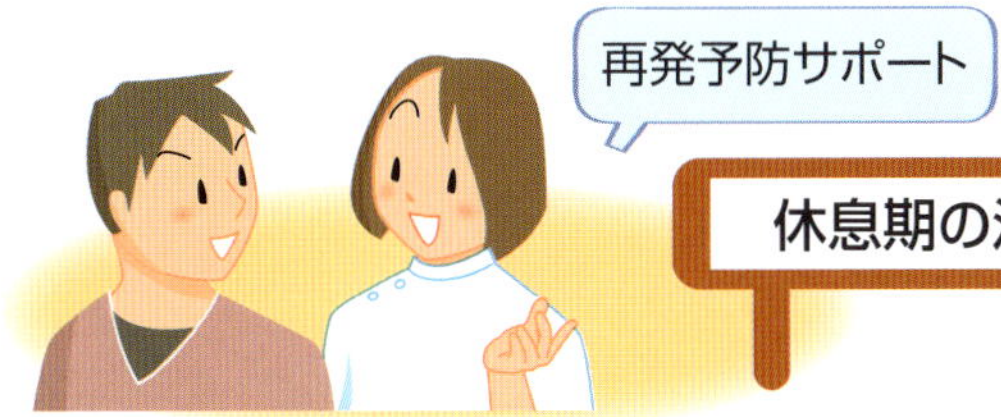

休息期の治療方針

薬物療法を継続しながら、環境調整や精神療法を行う。患者さんのストレスを最小限に抑えて再発を予防。サポートやリハビリを受けて、認知機能障害の改善を図る

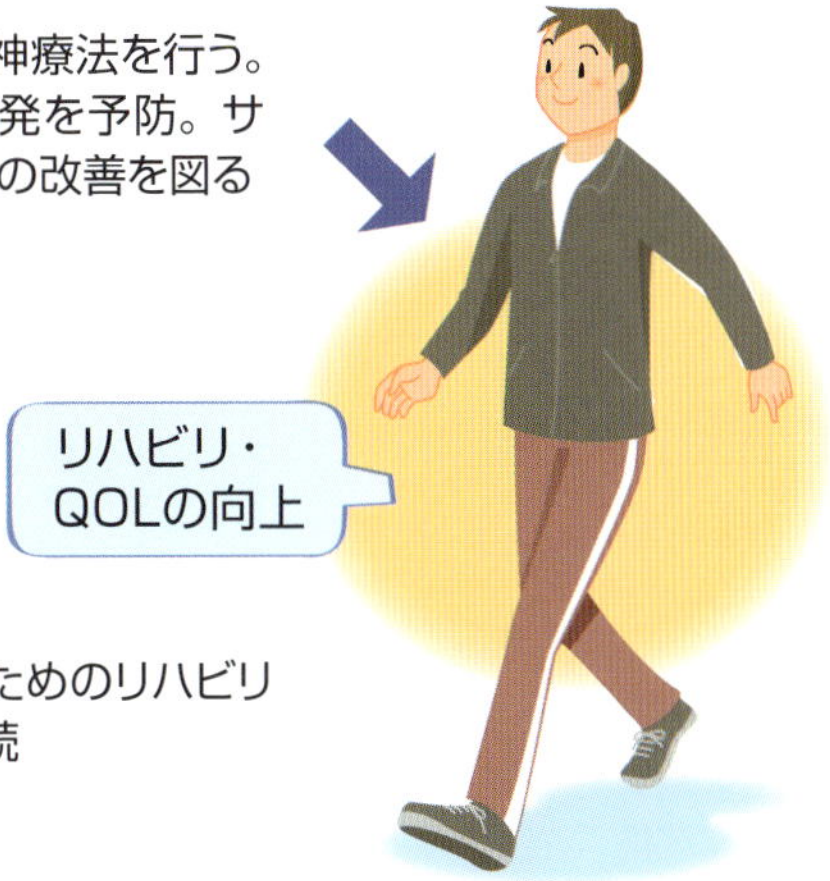

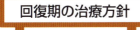

回復期の治療方針

社会生活機能を高め、QOLを向上させるためのリハビリを行う。再発予防のため、薬物療法は継続

入院が必要になるケースと入院の形態

現在、統合失調症の治療は、通院しながら治療するのが基本ですが、患者さんの状態によっては、入院治療が必要になることがあります。入院を考えるのは、次のようなケースです。

●幻覚や妄想、興奮といった陽性症状がとても強く、他人に危害をおよぼすおそれがある。
●自傷行為や自殺を企てるおそれがある。
●受診を拒絶しているため、治療が行えない。
●自宅では必要な服薬や療養ができない。
●自宅では十分な睡眠や食事がとれない。
●薬の処方量を決めるため、こまめな観察が必要。
●入院を必要とする身体疾患がある。
●昼夜逆転など、生活リズムが非常に乱れている。
●家族が十分に介助できない。
●家族が十分な休息をとりたがっている。

入院というと、「長期間、社会から隔離される」というイメージがあり、できるだけ入院はしたくないと考える患者さんや家族も多いようです。たしかに、かつては重症の患者さんが多く、社会に統合失調症の患者さんを受け入れる受け皿が少なかったこともあり、長期入院を余儀なくされていました。

しかし、現在では、入院した患者さんの8割以上が1～6か月で退院し、通院しながらの自宅療養に戻っています。入院は、薬物療法やリハビリ、十分な休息といった必要な治療を、より安全に、より確実に行うための一時的な治療手段です。患者さんと家族、両者のためにうまく活用してください。

なお、統合失調症など精神科医療における入院には、精神保健福祉法に基づくいくつかの形態があり、大きくは2つに分けられます。1つは本人の同意のもとで行われる入院、もう1つは本人の同意なしに行われる入院です。入院の多くは本人の同意のもとで行われますが、患者さんの状態や状況によっては、強制的に入院させる場合もあります（104頁）。

用語解説 精神保健指定医　精神保健福祉法にもとづく国家資格を持ち、精神障害者の医療保護入院、措置入院、行動制限の要否判断などを行う精神科医。

様々な入院の形態

本人の同意のもとで行われる入院

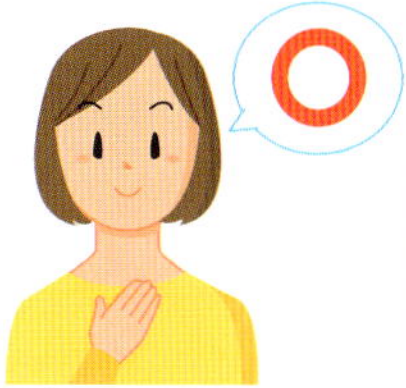

任意入院

本人が入院の必要性を正しく理解したうえで、本人の意思で行う入院。原則として、本人の希望があり、医師がそれを許可すれば、自由に退院することができる

本人の同意なしに行われる入院

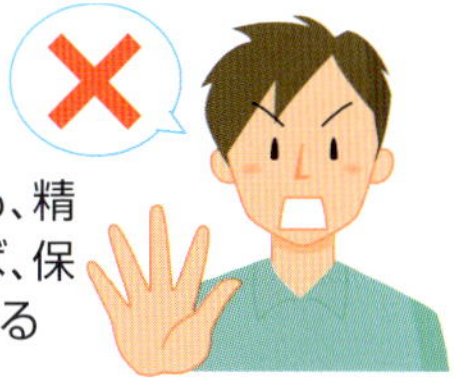

医療保護入院

本人が入院を拒むとき、本人の同意が得られなくても、精神保健指定医が診察を行い、入院が必要と判断すれば、保護者の同意に基づいて強制的に入院させることができる

措置入院

自傷他害や自殺のおそれがある場合、警察官などが都道府県知事に通報し、行政の権限で強制的に入院させるものを措置入院という。通常2名の精*神保健指定医が診察を行い、入院が必要と判断された場合に入院となる。退院するには、都道府県知事の「措置解除」決定が必要

緊急措置入院

緊急を要し、措置入院にかかわる手続きが間に合わない場合に、1名の精神保健指定医の診察・判断によって、72時間に限り強制的に入院させるものを緊急措置入院という。ただし、72時間以内に、2名の精神保健指定医が再度診察を行い、措置入院に切り替えなければならない

応急入院

患者さんに意識障害や昏迷などがあり、精神保健指定医が緊急の入院が必要と判断した場合、本人や保護者の同意が得られなくても、72時間に限って応急入院指定を受けた病院に強制的に入院させることができる。応急入院は、家族と連絡がとれない場合などに行われる

入院中の治療と退院までの経過

精神科の病棟は一般病棟とは異なり、自傷他害のおそれのある患者さんなどを保護する観点から、2種類の病棟に分けられています。

1つは「閉鎖病棟」といい、措置入院や医療保護入院など、強制入院してきた患者さんが入る病棟です。通常は病棟のドアに鍵がかけられており、患者さんの出入りが制限されます。自殺のおそれがあったり、自分の行動をコントロールできない患者さんの場合は、閉鎖病棟のなかに設けられた「保護室（隔離室）」という個室に入ることもあります。

もう1つは「開放病棟」といい、任意入院の患者さんはこちらに入ります。基本的には一般病棟と同じ構造で、患者さんの出入りは自由ですが、セキュリティの観点から夜間は出入口が施錠されていることが多いようです。

入院中の治療は薬物療法とリハビリ、そして十分な休養が中心となり、そのプロセスは大きく3つのステップに分けることができます。

入院当初は、脳の過剰な働きを抑えて、疲労・消耗した脳を修復させるための時期（急性期）です。抗精神病薬を中心とする薬物療法と十分な睡眠時間の確保が治療の中心となります。

急性期の陽性症状が治まってきたら、失われた精神エネルギーを蓄える時期（休息期）です。安息と静養を中心に、生活のリズムを整え、食事、トイレ、着替えなど身の回りのことを自主的にできるようにします。また、無理のない範囲でリハビリも開始します。

回復期に入ったら、作業療法やSST（社会生活技能訓練）などのリハビリにも積極的に取り組み、外出・外泊を試すなどして退院の準備をします。

以上のようなプロセスを経て、順調にいけば多くの患者さんが3か月くらいで退院できるまでに回復します。

入院治療の流れ

入院する精神科の病棟は2種類の病棟に分けられる

1 閉鎖病棟
強制入院の患者さんが入る病棟。「保護室」という個室が設けられている施設がある

2 開放病棟
任意入院の患者さんが入る病棟。基本的には一般病棟と同じ構造

入院治療は大きく3つのステップに分けられる

STEP 1
疲労・消耗した脳を休ませ修復させる時期

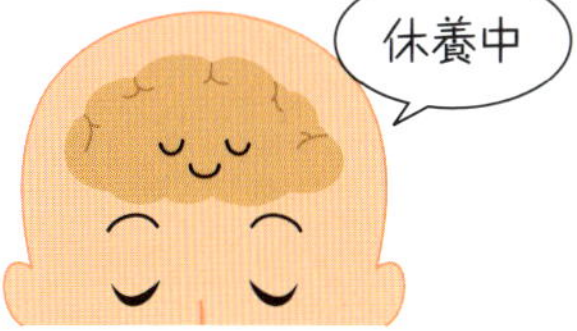
休養中

STEP 2
失われた精神エネルギーを蓄える時期

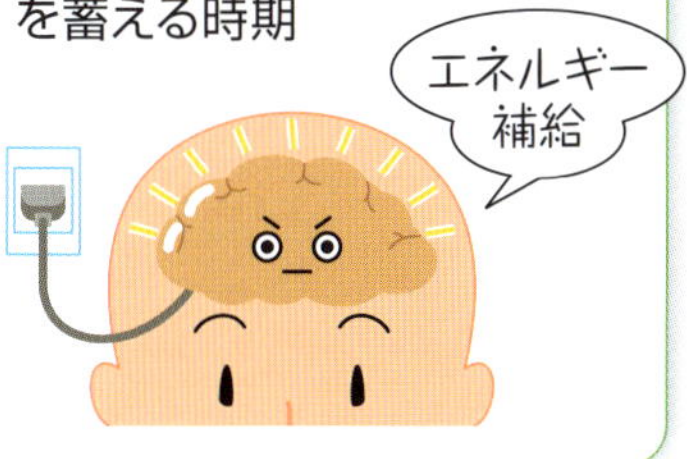

STEP 3
リハビリを中心に、できることを増やしていく時期

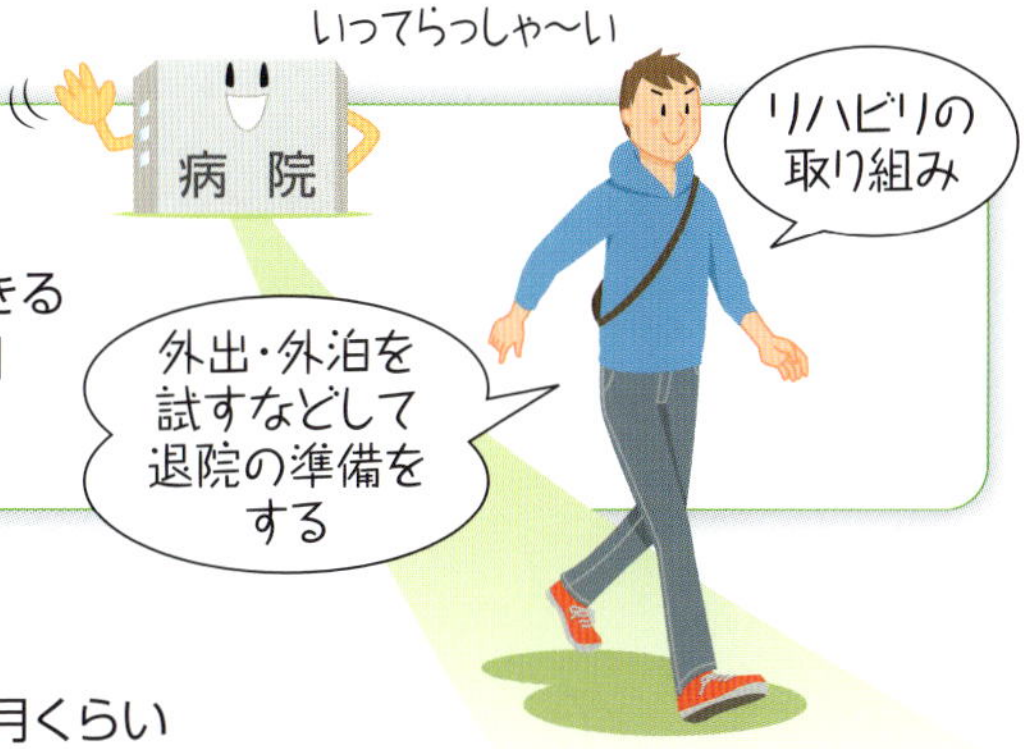
いってらっしゃ〜い
病院
リハビリの取り組み
外出・外泊を試すなどして退院の準備をする

順調にいけば3か月くらいで退院できる!!

急性期の治療

抗精神病薬での薬物療法が中心となる

急性期の治療は、「抗精神病薬」を用いる薬物療法が中心となります。統合失調症では、脳内の神経伝達物質の1つであるドーパミンが過剰に放出されることで、幻覚や妄想、興奮といった症状が起こると考えられています。抗精神病薬は、脳内の過剰なドーパミンをブロックすることなどで、急性期の症状を改善するのです。

抗精神病薬は、従来型の「定型《ていけい》抗精神病薬」（第一世代）と、それを進化させた「非定型《ひていけい》抗精神病薬」（第二世代）の2つに大きく分けられ、合わせて約30種類ほどの抗精神病薬が認可されています。それぞれ効果や副作用が微妙に異なるので、医師は患者さんの症状に自らの経験や治療ガイドラインを照らし合わせて、一人ひとりに最も合った薬を選びます。

ただし、最初に服用した薬が必ずしも合うとは限りません。思うような効果が得られない場合や、副作用ばかりが強く出てしまう場合は、ある程度の試行錯誤が必要になります。

なお、抗精神病薬は、基本的には1種類*の薬のみで治療を行うのが望ましいとされています。かつての統合失調症の薬物療法では、鎮静を目的に何種類もの薬を大量に投与していた時代もありましたが、現在の薬物療法は、あくまでも患者さんの回復力が引き出されるようにすることが目的です。できるだけ1種類の薬で、量についても、効果が得られて副作用がなるべく少ない用量に調整されます。「〝薬漬け〟にされて廃人になってしまうのではないか」などといった心配はありません。

それでは次に、定型抗精神病薬と非定型抗精神病薬について、それぞれくわしく見ていきましょう。

用語解説 1種類の薬　現在の精神科医療では、抗うつ薬や気分安定薬などについてもそれぞれ1種類として同系統の薬の重複を避けるのが望ましいとされている。

薬物療法になくてはならない「抗精神病薬」

「抗精神病薬」は脳内の過剰なドーパミンをブロックすることなどで急性期の症状を改善する薬

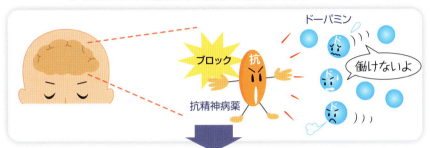

おもな作用は以下の3つ

1

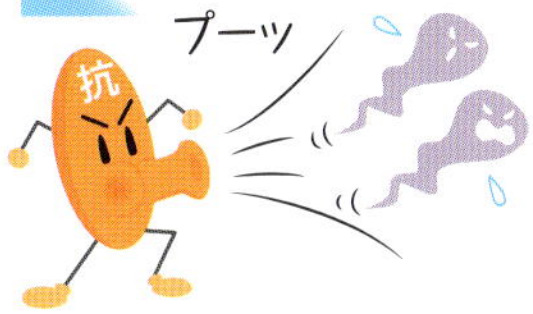

急性期の幻覚、妄想、興奮、混乱などといった陽性症状を改善する

2

再発を予防する

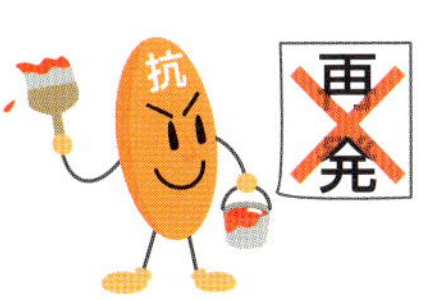

3

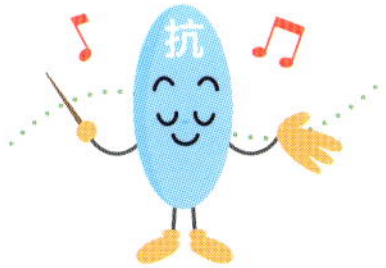

（薬によって）鎮静作用、陰性症状の改善、精神機能賦活作用など

Dr.ITOKAWA プラス1・メッセージ

脳の誤作動を薬で抑え、心に作用する治療を始める

抗精神病薬は73頁で解説したモノとしての脳に直接作用する物質です。急性期はとりあえず、幻聴や妄想というコトが、脳というモノの誤作動によって生じていると考えて脳に直接働きかけます。科学とは、この世界をモノとコトに分けて、モノ世界の普遍的法則性だけを探求する領域のことです。

医学も科学である以上、モノ世界を探求して抗生物質や手術法や検査技術を発展させました。科学としての精神医学が生み出した抗精神病薬は、モノとしての脳にしか作用しません。

しかし、心にはモノとしての脳と、モノではないコトがあります。たとえば、尊厳、自尊心はモノではなくコトにあたります。関係性、価値観、心を込める、心を寄せる、気持ちを汲むなども、心のコトに作用する大切な治療的かかわりです。ひとまず薬によって脳が落ち着き次第、コトに取り組み始めることが大切です。

抗精神病薬の種類と働き～①「定型抗精神病薬」

「定型抗精神病薬」は、1950年代以降につくられた第一世代の抗精神病薬です。現在の統合失調症の薬物療法では、「非定型抗精神病薬」を優先して使用するよう推奨されていますが、患者さんの症状によっては定型抗精神病薬を用いることもしばしばあります。

定型抗精神病薬はドーパミンを強力にブロックする作用を持ち、薬の種類によって、

①幻覚や妄想、思考障害や自我障害などといった陽性症状を抑える作用が強いタイプ

②興奮や混乱、不安や焦燥感、攻撃性や衝動性などに対する鎮静作用が強いタイプ

③意欲や活動性を高める精神機能賦活作用が強いタイプ

に分けることができます。

①のタイプには、「ハロペリドール（商品名：セレネースなど）」や「フルフェナジン（商品名：フルメジン）」などがあります。これらの薬は、急性期の激しい陽性症状にはよく効きますが、ドーパミンの働きが過度に抑えられるため、後に述べる「錐《すい》体外路《たいがいろ》症状（96頁）」と呼ばれる運動系の副作用が高頻度で見られます。なお、ハロペリドールとフルフェナジンには内服薬のほか、注射薬であるデポ剤*（持効性抗精神病薬）もあります。

②のタイプの代表は、「クロルプロマジン（商品名：コントミンなど）」や「レボメプロマジン（商品名：レボトミン、ヒルナミンなど）」などです。気分を落ち着かせ、不安感や恐怖心をやわらげるとともに、寝つきをよくする作用もあります。

③のタイプには、「スルピリド（商品名：ドグマチール、ミラドール、アビリットなど）」や「モサプラミン（商品名：クレミン）」があり、うつ状態を改善したり、意欲を高めたりして、気持ちが前向きになるのを助けます。

用語解説 デポ剤①　注射剤の一種で、効力を持続させるために薬効成分が徐々に放出するようつくられた薬剤。持効性注射剤ともいわれる。

おもな「定型抗精神病薬」

陽性症状を抑える作用が強いタイプ

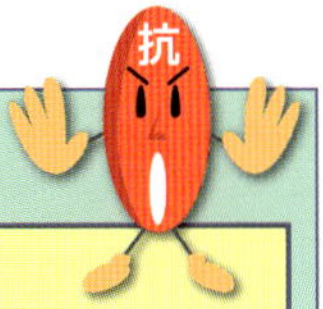

一般名（成分）	商品名	特徴
ハロペリドール	セレネースなど	幻覚、妄想、興奮、混乱に強い効果がある（デポ剤もあり）
フルフェナジン	フルメジン	幻覚、妄想、興奮、混乱に強い効果がある（デポ剤もあり）
ブロムペリドール	インプロメン	幻覚、妄想、興奮、混乱に強い効果がある

鎮静作用が強いタイプ

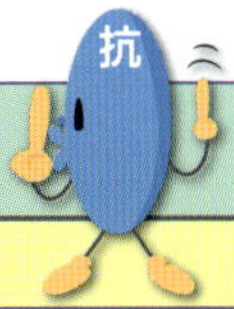

一般名（成分）	商品名	特徴
クロルプロマジン	コントミンなど	神経の高ぶりを抑え、気分を落ち着かせる。催眠効果もある
レボメプロマジン	レボトミン、ヒルナミンなど	神経の高ぶりを抑え、気分を落ち着かせる。催眠効果もある
プロペリシアジン	ニューレプチル	強い不安感や混乱状態を鎮める。催眠効果もある

精神機能賦活作用が強いタイプ

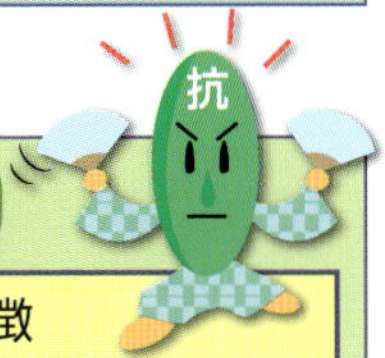

一般名（成分）	商品名	特徴
スルピリド	ドグマチール、ミラドール、アビリットなど	低用量では抗うつ作用、高用量では陽性症状を抑える作用がある
モサプラミン	クレミン	気分の停滞を改善し、意欲を高める

抗精神病薬の種類と働き～②「非定型抗精神病薬」

「非定型抗精神病薬」は、1990年代以降に発売された第二世代の抗精神病薬です。

第一世代の定型抗精神病薬には、幻覚や妄想、興奮などの陽性症状を強力に抑える作用がありますが、陰性症状や認知機能障害の改善効果はあまり期待できません。また、錐体外路症状などの副作用が問題となっていました。

そこで、定型抗精神病薬の欠点を解消すべくして開発されたのが非定型抗精神病薬です。非定型抗精神病薬は、陽性症状に対しては従来の定型抗精神病薬と同等の効果を持ち、なおかつ陰性症状や認知機能障害にも一定の改善効果が期待できます。また、定型抗精神病薬にみられるような副作用も比較的少なく、現在は統合失調症の薬物療法の第一選択薬となっています。

非定型抗精神病薬は、作用機序の違いから「SDA」「MARTA」「DSS」の3つに大きく分類されます。

SDAとは「セロトニン・ドーパミン遮断薬」のことで、脳内のセロトニンとドーパミンの受容体の働きを遮断する作用があります。ドーパミンを抑えることで陽性症状を改善し、セロトニンを抑えることで脳の前頭葉（脳全体を制御している部位）のドーパミンを活性化し、陰性症状を改善します。

MARTAは「多元受容体作用抗精神病薬」といって、セロトニンやドーパミンだけでなく、様々な神経伝達物質の受容体を遮断します。SDAと同様に、前頭葉のドーパミンを活性化することで陰性症状にも効果を示します。

DSSとは「ドーパミン部分作動薬」のことで、ドーパミンが過剰に放出されているところでは抑制し、不足しているところでは放出するように働きます。ドーパミンのバランスをとることで陽性症状と陰性症状を改善します。

用語解説 デポ剤② 「リスペリドン」と「アリピプラゾール」には内服薬のほか、1回の注射で2～4週間ほど効果が持続するデポ剤もある。

「非定型抗精神病薬」はおもに3つに分類される

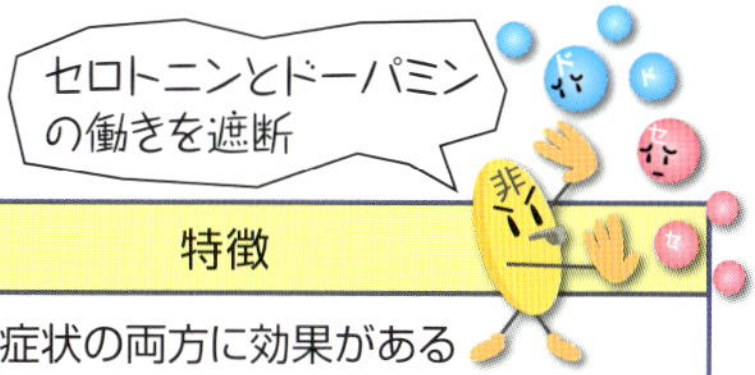
セロトニンとドーパミンの働きを遮断
非

SDA セロトニン・ドーパミン遮断薬

一般名(成分)	商品名	特徴
リスペリドン	リスパダールなど	・陽性、陰性症状の両方に効果がある ・とくに陽性症状に対しては、強力な作用を示す
ペロスピロン	ルーランなど	・陽性、陰性症状の両方に効果がある ・不安や抑うつの改善効果も望める
ブロナンセリン	ロナセン	・陽性、陰性症状の両方に効果がある ・陽性症状の改善効果がとくに高い

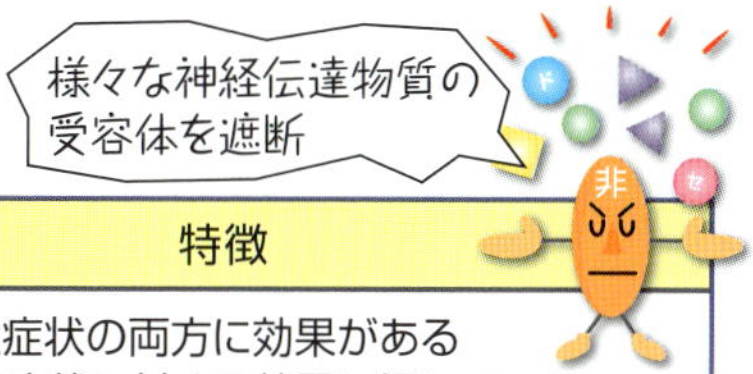
様々な神経伝達物質の受容体を遮断
非

MARTA 多元受容体作用抗精神病薬

一般名(成分)	商品名	特徴
クエチアピン	セロクエルなど	・陽性、陰性症状の両方に効果がある ・とくに陰性症状に対する効果に優れている ・陽性症状に対する効果は低め
オランザピン	ジプレキサなど	・陽性、陰性症状の両方に効果がある ・とくに陰性症状に対する効果に優れている ・陽性症状に対する効果は低め
クロザピン	クロザリル	・既存の薬が効かない症例にも有効 ・命にかかわる重篤な血液障害、糖尿病、心筋炎などを引き起こす危険があるので、最終選択肢として治療抵抗性統合失調症に限り適用となる ・指定施設での入院治療が必要

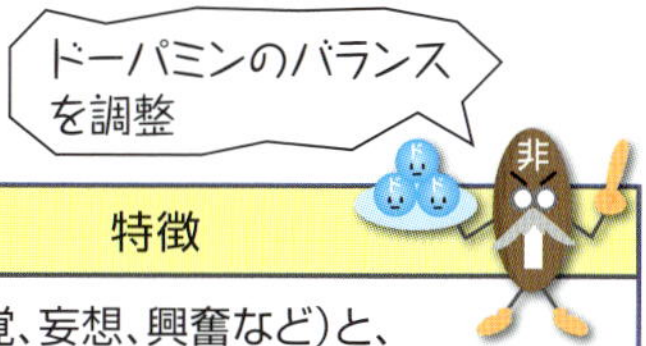

DSS ドーパミン部分作動薬

一般名(成分)	商品名	特徴
アリピプラゾール	エビリファイなど	・陽性症状(幻覚、妄想、興奮など)と、陰性症状(感情鈍麻、意欲低下、自閉など)の両方に効果がある ・とくに気分を安定させる効果が高い

抗精神病薬の副作用

抗精神病薬は作用が強力なだけに、その分、多彩な副作用が強く現れやすいといえます。とくに激しい陽性症状を強力に抑える定型抗精神病薬では、「錐体外路《すいたいがいろ》症状」という特徴的な副作用が現れやすくなります。

体の筋肉や内臓を動かす運動神経には、脳から筋肉へ直接指令を伝える「錐体路」という経路のほかに、無意識のうちに筋肉の緊張を調節する経路があり、これを「錐体外路」といいます。抗精神病薬の副作用によって錐体外路が障害されると、手のふるえや筋肉の硬直が起こる「パーキンソン症状」、筋肉の緊張や硬直により、舌が突出したり、首が傾斜したり、眼球が上を向いたりと、自分の意思とは関係なしに動作や姿勢に異常が起こる「急性ジストニア」、手足がむずむずして、じっとしていられなくなる「アカシジア」などが現れます。これら錐体外路症状に対しては、「抗パーキンソン病薬」を併用することで症状の改善を図ることができます。

非定型抗精神病薬は、錐体外路症状のような副作用は比較的少ないとされていますが、副作用の心配がないわけではありません。MARTAに分類される薬では、代謝異常による体重増加や脂質異常症、糖尿病（高血糖）などを生じることがあります。

そのほかにも、抗精神病薬には、口の渇きや便秘、立ちくらみ、失神、頻脈《ひんみゃく》、発汗過多、排尿障害など自律神経系の副作用が知られています。また、ホルモン系への影響によって、女性の場合は月経異常や乳汁分泌、男性の場合は性欲減退や勃起《ぼっき》不全、女性のように乳房が膨らんでくる女性化乳房などが見られることがあります。

まれに生じる副作用ですが、悪性症候群*といって、突然の高熱、発汗、筋肉の萎縮、意識障害などが引き起こされることもあります。悪性症候群は命にかかわる重大な副作用なので、早期発見が重要です。

用語解説 悪性症候群　悪性症候群がみられる場合は、薬の中止と同時に、入院して輸液を行い、筋弛緩薬である「ダントロレン」を投与するなどの治療が必要になる。

抗精神病薬のおもな副作用

抗精神病薬は副作用が現れやすい。その中でも特徴的なものが「錐体外路症状」

錐体外路症状

「錐体外路」──無意識のうちに筋肉の緊張を調節する経路。副作用により、この経路が阻害されると……

[パーキンソン症状]

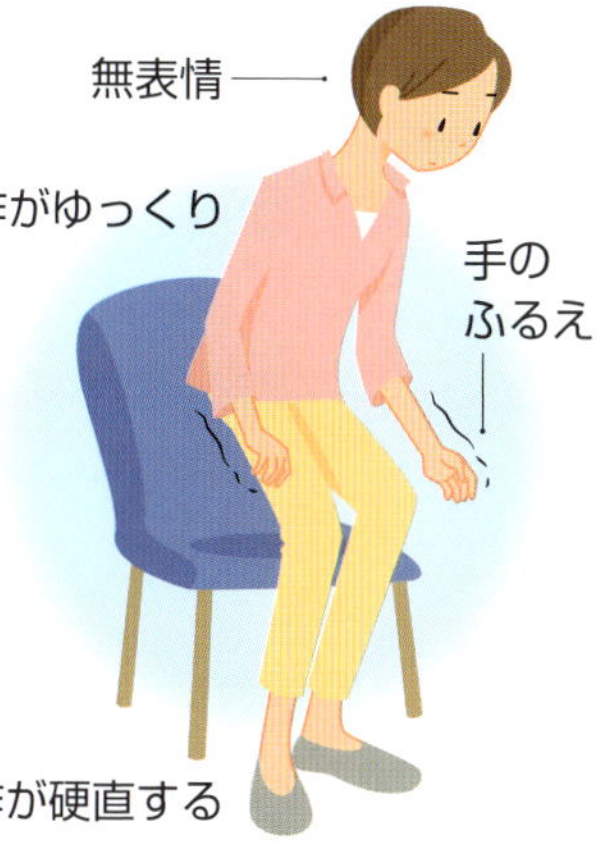

- 無表情
- 動作がゆっくり
- 手のふるえ
- 動作が硬直する

[アカシジア]

じっとしていられず、絶えず体を動かす

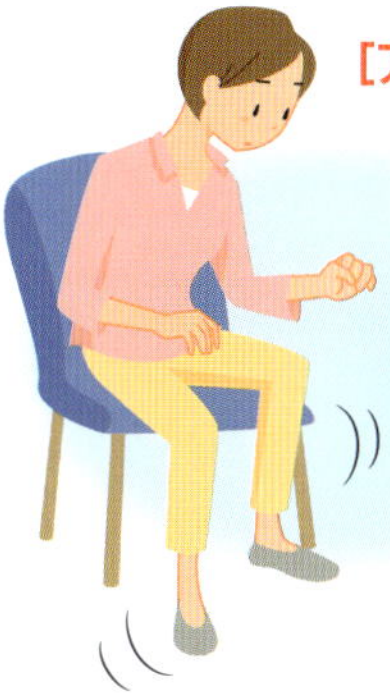

[急性ジストニア]

首の傾斜や眼球が上に向くなど、動作や姿勢に異常が起こる

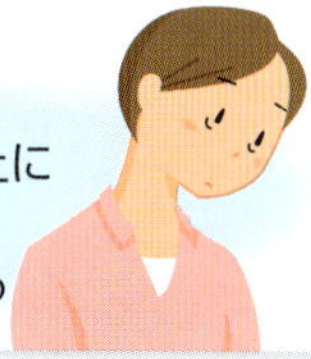

その他の副作用

[代謝系の副作用]　・体重増加　・脂質異常症　・糖尿病(高血糖)
[自律神経系の副作用]　・口の渇き　・便秘　・立ちくらみ　・失神　・頻脈
　　　　　　　　　　・発汗過多　・排尿障害　など
[ホルモン系の副作用]　・月経異常　・乳汁分泌　・性欲減退　・勃起不全
　　　　　　　　　　・女性化乳房
[悪性症候群]　・突然の高熱　・発汗　・筋肉の萎縮　・意識障害

副作用が現れたら…

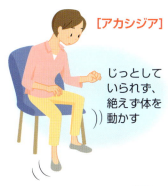

副作用の症状がみられる場合は、直ちに主治医または薬剤師に相談し、自己判断で薬を減らしたり、中断してはいけない

補助的に使用する治療薬

統合失調症の薬物療法では、患者さんの症状や副作用などに応じて、抗精神病薬以外の薬を補助的に用いることがあります。なかでも、抗精神病薬と併用されることの多い薬が「睡眠薬」「抗不安薬」「抗うつ薬」「気分安定薬」です。

統合失調症の治療では、薬物療法やリハビリとともに十分な睡眠と休息が重要です。十分に睡眠をとれない場合は睡眠薬を使います。ただし、いつまでも睡眠薬に頼るのではなく、環境や生活のリズムを整えて、できれば自然に眠れるようになるのが望ましいといえます。

抗不安薬は、不安やイライラが強いときに用いられる薬で、いわゆる「精神安定剤」と呼ばれるものです。日本でよく使われているのは、「ベンゾジアゼピン系」の抗不安薬で、GABA《ギャバ》という神経伝達物質に作用して脳の興奮を抑えます。

抗うつ薬は、抑うつ気分を軽減させる薬です。現在、日本で使用できる抗うつ薬は、「三環系抗うつ薬」「四環系抗うつ薬」「SSRI」「SNRI」「NaSSA」などの種類があり、いずれもセロトニンとノルアドレナリンの働きを高めるという共通の作用があります。

気分安定薬は、極端に気分が高揚したり、逆に落ち込んだりと、波のある精神状態を安定させるための薬です。日本では「リチウム*（商品名：リーマスなど）」という気分安定薬がよく使われています。この薬は、少量を使う分には比較的安全な薬ですが、量が多すぎると「リチウム中毒」といって、手のふるえ、めまい、吐き気、意識障害などを引き起こすことがあり、定期的に血液検査を受けて、血中のリチウム濃度をチェックする必要があります。

そのほかにも、抗精神病薬の副作用である錐体外路症状に対して、パーキンソン病の治療薬である「抗パーキンソン病薬」を併用することがあります。

用語解説 リチウム　気分の浮き沈みを抑えるための薬で、適応は「躁病および双極性障害の躁状態」とされているが、統合失調症やうつ病などに応用されることもある。

抗精神病薬と併用されることが多い薬

睡眠薬

休息に必要な十分な睡眠がとれないときに併用

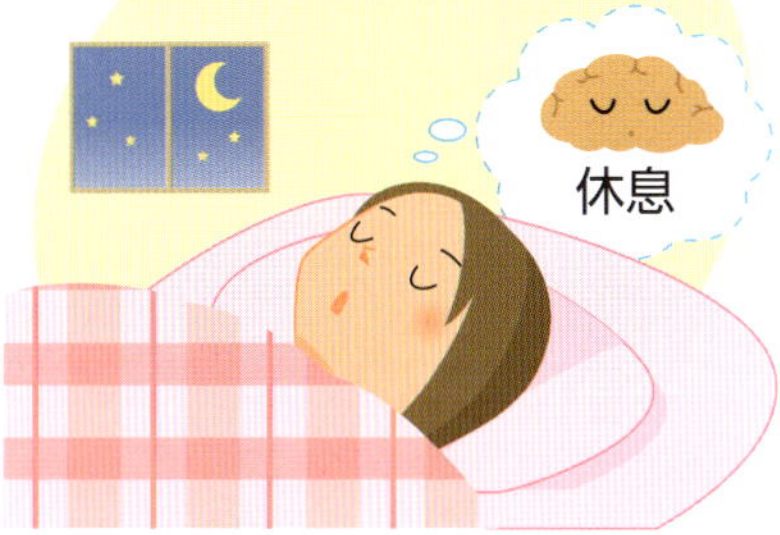
休息

抗不安薬

不安やイライラが強いときに用いられる。GABAという神経伝達物質に作用して脳の興奮を抑える

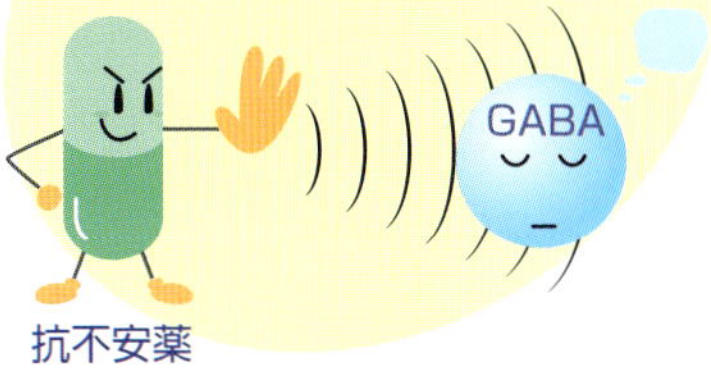

抗うつ薬

セロトニンとノルアドレナリンの働きを高め、抑うつ気分を軽減させる

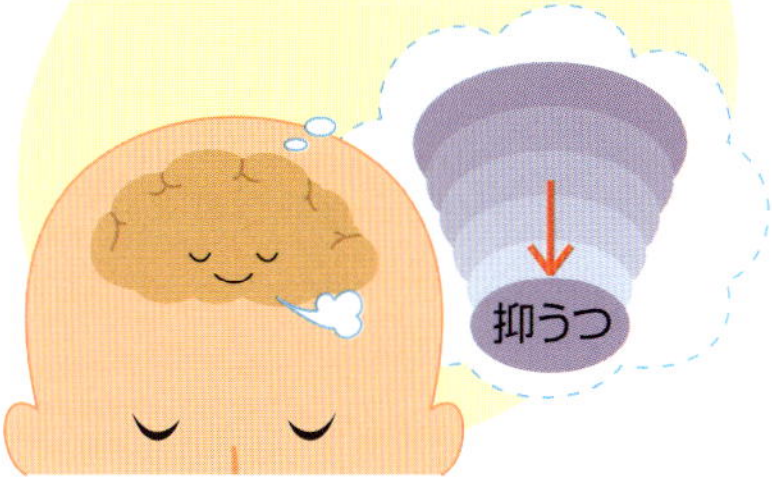

気分安定薬

極端な気分の高揚や落ち込みを安定させる。よく使われているのが「リチウム」という薬

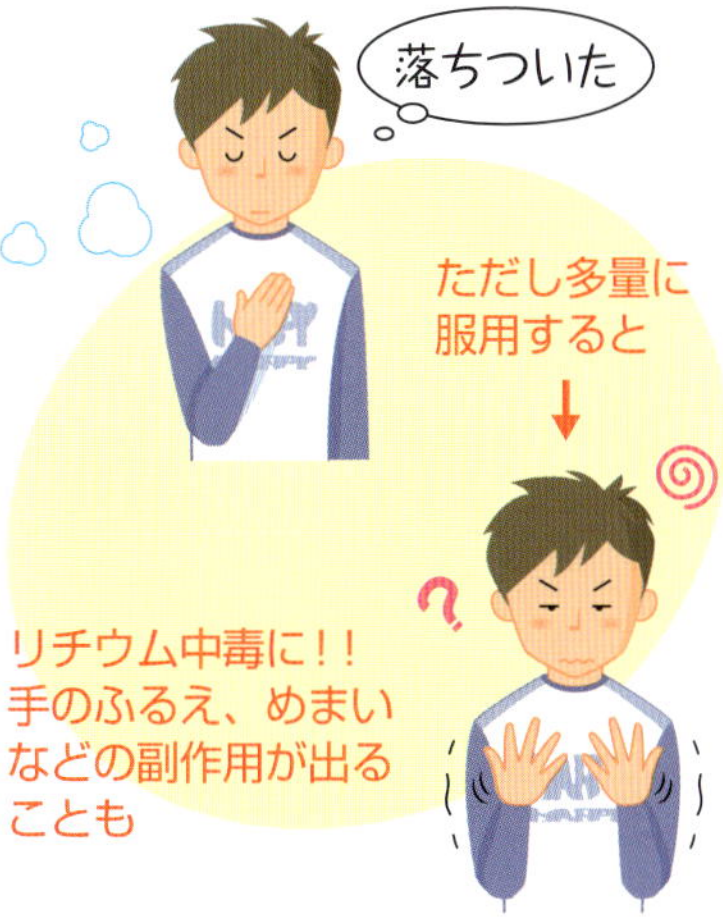
落ちついた
ただし多量に服用すると
リチウム中毒に！！
手のふるえ、めまいなどの副作用が出ることも

抗パーキンソン病薬

錐体外路症状（96頁）に対して、併用することがある

薬が使えないとき、緊急性があるときは「通電療法」も

「通電《つうでん》療法」とは、脳に電気的な刺激を与えることで、脳の神経細胞を活性化し、精神症状を改善する治療法です。薬が効かない難治性うつ病や重度のうつ病で、自殺のリスクの高い患者さんなどに行われる治療法ですが、統合失調症でも急性期の症状が強く、薬が効果を示さない場合や、副作用のため薬を服用できない場合、緊張病性の興奮や昏迷が強い場合、自殺の危険性が高い場合などに、通電療法を検討されることがあります。

通電療法は、かつては人為的にけいれん発作を起こさせるため、敬遠されがちでした。しかし、現在は「筋弛緩薬《しかん》」を用いることで、けいれんを起こすことなく安全に行えるようになっています。

治療は全身麻酔で行われるので、患者さんが苦痛を感じることはありません。全身麻酔を施し、筋弛緩薬を投与したあと、額とこめかみの辺りに電極パッドを付けて、100ボルト程度の軽い電流を流します。通常は1日1回、週に2～3回、合計6～12回を1クールとして行います。

通電療法の有効性は高く、即効性があります。また、抗精神病薬にみられるような副作用もなく、安全な治療法といえます。

ただし、通電療法の効果は長くは続きません。治療後すぐに効果が現れますが、数か月で再発することが多いとされています。再発予防には、やはり薬物療法を行う必要があります。

また、通電療法には抗精神病薬のような副作用はありませんが、治療の前後の記憶が薄れたり、今の時間や今いる場所がわからなくなる「見当識障害《けんとうしき》」が一時的に起こることがあります。これらは通常、1時間ほどで回復し、記憶は次第に思い出しますし、見当識も戻ってきます。

なお、通電療法を受けるときは、必ず本人および家族の同意が必要です。

通電療法の手順

1 全身麻酔とけいれん発作のための筋弛緩薬を投与

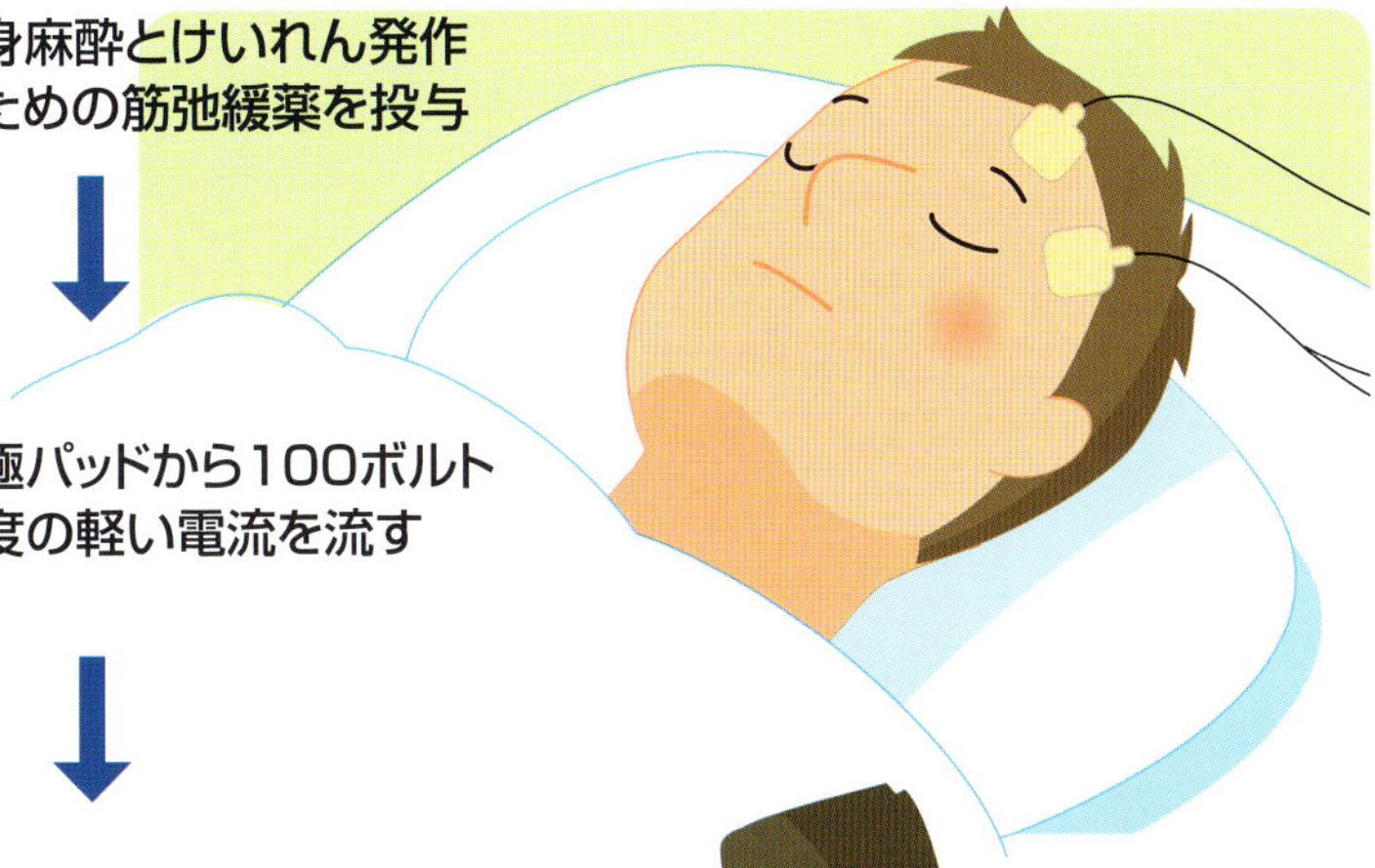

↓

2 電極パッドから100ボルト程度の軽い電流を流す

↓

3 通電時間は5〜10秒。その間、医師が患者の様子を見守る

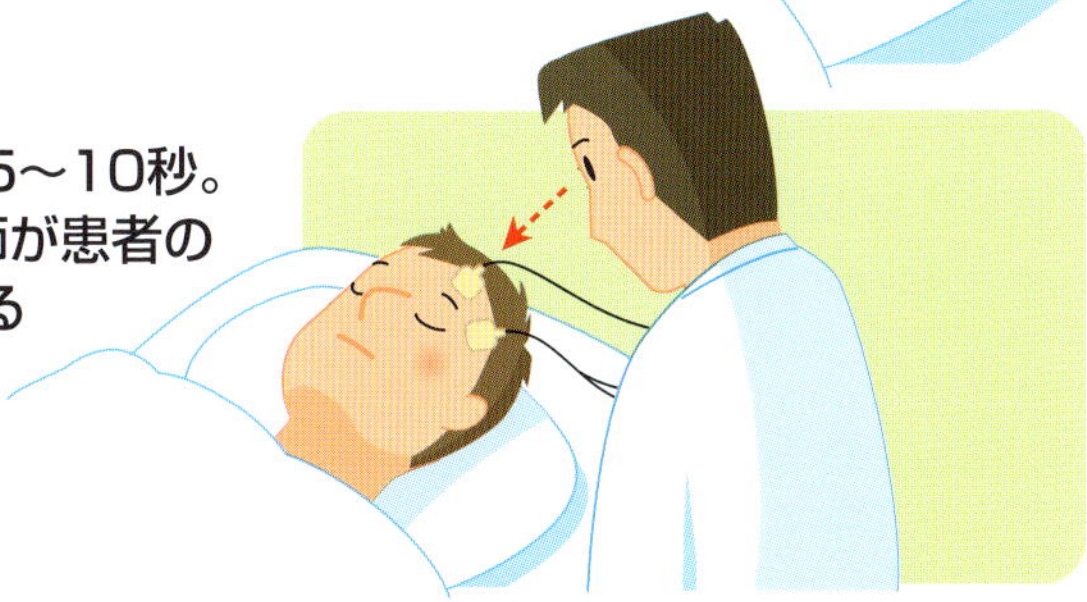

↓

4 モニターで脳の活動を確認

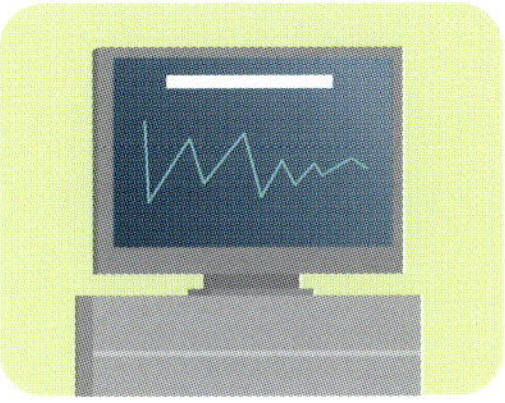

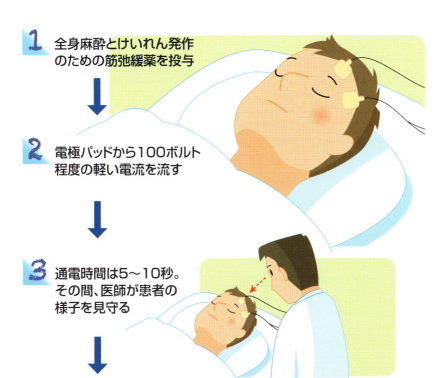

1日1回、週に2〜3回、合計6〜12回を1クールとして行う

患者さんに安心を与える環境づくりと家族の対応

統合失調症の治療においては、家族の存在と対応が大きな役割を果たします。

統合失調症を発症した患者さん、とくに急性期の患者さんは、混乱し、不安や恐怖に苛《さいな》まれています。そして、「誰かが自分の悪口を言っている」「誰かが自分を陥れようとしている」「誰かがああしろ、こうしろと命令する」等々、幻聴や妄想を訴えることがしばしばあります。そんなときに、「何をバカなことを言っているんだ」などと、頭から否定してはいけません。幻聴も妄想も、本人にとっては現実です。本人は大変つらく、不快で、空恐ろしい気持ちでいるに違いないのです。

家族は統合失調症という病気を正しく理解し、本人の言葉を受け止めてあげてください。幻聴に対しては、「そんな声が聞こえるのなら、さぞかしつらいでしょう」と、本人の気持ちに共感するようにします。妄想を語り始めたら、まずは耳を傾けるようにします。ただし、幻聴や妄想そのものについては、否定も肯定もしないでください。そして、「それは大変だね。薬を飲んで気持ちを鎮めれば、きっと楽になるよ」と、服薬の習慣がつくよう促しましょう。

また、統合失調症の患者さんには、安心してゆっくり休める場所と環境が必要です。とくに物音に敏感になっている場合や、被害妄想から他人の話し声を自分のうわさ話をしているととらえてしまう場合などは、静かな環境を求めていることが多いものです。自室にこもってしまうのは、余計な音や声を聞きたくないからかもしれません。自室にいることで落ち着くようであれば、しばらくはそっとしておいてあげましょう。適切な治療を受けて症状が改善されれば、引きこもることもなくなります。

家族の適切な対応は患者さんに安心を与え、薬物療法をはじめとする医療の支えとなり、やがて回復へとつながるのです。

統合失調症——家族の心得は？

心得 その❶　本人の気持ちに寄り添う

幻聴や妄想も本人にとっては現実。本人が一番つらく、不快で空恐ろしいことをともに理解する

心得 その❷　本人の気持ちに共感する

妄想を語り始めたら、まず耳を傾け、「そんな声が聞こえるなら、さぞかしつらいでしょう」と共感する。肯定も否定もしない

心得 その❸　服薬の習慣を促す

「それは大変だね」「薬を飲んで気持ちを鎮めれば楽になるよ」など、本人の気持ちになって、服薬をすすめる

心得 その❹　安心してゆっくり休める環境が必要だと理解する

本人にとって一番落ち着く場所があれば、そこが「引きこもり」の部屋であったとしてもしばらくは、そっとしておいてあげる

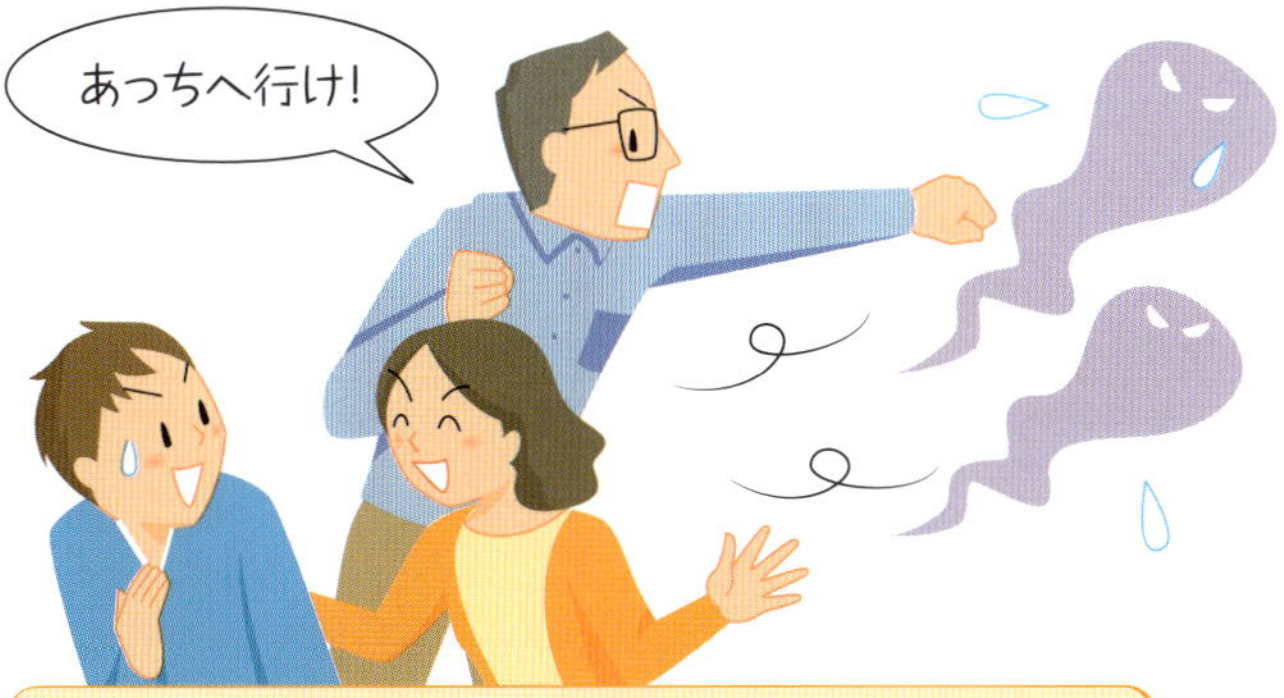

家族の適切な対応が患者さんの支えとなり、回復へとつながると心得る

column

自傷他害の恐れがあるときの措置入院（行政処分）

統合失調症の入院形態の1つに、「措置入院」があります。措置入院とは、精神保健福祉法第29条に定められた入院形態で、統合失調症のため自傷他害の恐れがある場合、つまり自分を傷つけたり、他人を傷つけたり、何らかの迷惑行為や犯罪行為につながる可能性がある場合に、都道府県の知事が行政処分として患者さんに命令し、強制的に入院させる制度をいいます。そこには本人や家族の意思は関係なく、最も強制力の強い入院形態といえます。

行政が患者さんを病院に連れて行くためには、まずは一般人や警察官などによる通報が必要なのですが、実際は患者さんが何らかの警察沙汰を起こし、警察官によって通報されるケースが多いようです。

通報を受けた行政は、知事が指名する2名の「精神保健指定医」による診察を行い、2名の医師がともに「措置入院の必要あり」と判断した場合に入院が決定します。なお、緊急性が高く、手続きが間に合わない場合は、1名の精神保健指定医の診察・判断によって、72時間に限り強制的に入院させることができます。これを「緊急措置入院」といいます。緊急措置入院を行った場合は、72時間以内に必要な手続きを行い、措置入院に切り替えるのが通常です。

措置入院は、本人や他者に明らかな危険が迫っている場合に保護・収容する目的でなされる入院です。そのため、入院中の外出や外泊などの自由は大幅に制限されます。場合によっては隔離や拘束といった行動制限を行うこともあります。また、退院には知事による「措置解除」の命令が必要になります。

措置入院は、たとえ本人が断固拒否したとしても、いわば人権を超えて無理矢理入院させられるわけですから、何だか恐ろしい制度のように思われるかもしれません。しかし、本人の意思を尊重することが、本人にとっても他者にとっても不利益になると判断された場合に、措置入院が発動されます。つまり、患者さん本人を守るための法的措置であるということを知っておきましょう。

第4章

維持療養期について

統合失調症は再発しやすい病気です。急性期の症状が治まったあとは、再発を防ぐための薬物療法と、生活のしづらさを解消し、社会に復帰するためのリハビリテーション、この2本柱で回復をめざします。

休息期・回復期の心得

症状が落ち着いても気を抜くのは禁物！

急性期の薬物療法が効いてくると、幻覚や妄想、興奮などといった激しい症状が落ち着くため、「病気は治ってしまったのではないか？」「もう薬は飲まなくてもいいだろう」などと思われがちですが、油断は禁物です。

統合失調症では、多くの場合、急性期の激しい症状が治まった直後に抑うつが現れます。エネルギーを消耗し尽くした状態に陥るのです。これを「精神病後抑うつ」といいます。精神病後抑うつでは無気力、抑うつ、倦怠感などの陰性症状が現れてくるのですが、同時にこの時期は、患者さんが現実感を少しずつ取り戻す時期でもあります。「これまで起こっていたことはすべて妄想（幻覚）だったのだ」と認識することは、症状から解放された証《あかし》であり、病識を持つことにもつながります。ただ、現実感を取り戻すということは、回復への大きな一歩である反面、厳しい現実に直面することでもあるのです。

病識を持てたからといって、すぐに前向きに病気に立ち向かえるとは限りません。病気になったのは自分が悪いのか、あるいは親のせいなのかなどと思い悩むこともあります。今後の人生を悲観したり、現実に意味を見出せず、空虚感や虚脱感に襲われることもあるでしょう。結果、「死んでしまいたい」という思いにかられることも少なくないのです。

激しい症状が落ち着いても、患者さんの心はまだまだ不安定です。しかし、これも回復への過程の一部であり、薬物療法やリハビリなどの治療を正しく続けることでよくなります。つらい、苦しい、死んでしまいたいという気持ちが強いときは、主治医に相談するようにしましょう。

休息期・回復期の抑うつ症状が強いときは要注意！

急性期の激しい症状が治まり、病状が落ち着いてくると現れるのが抑うつ症状。「精神病後抑うつ」という

「精神病後抑うつ」のとき、家族が注意すること

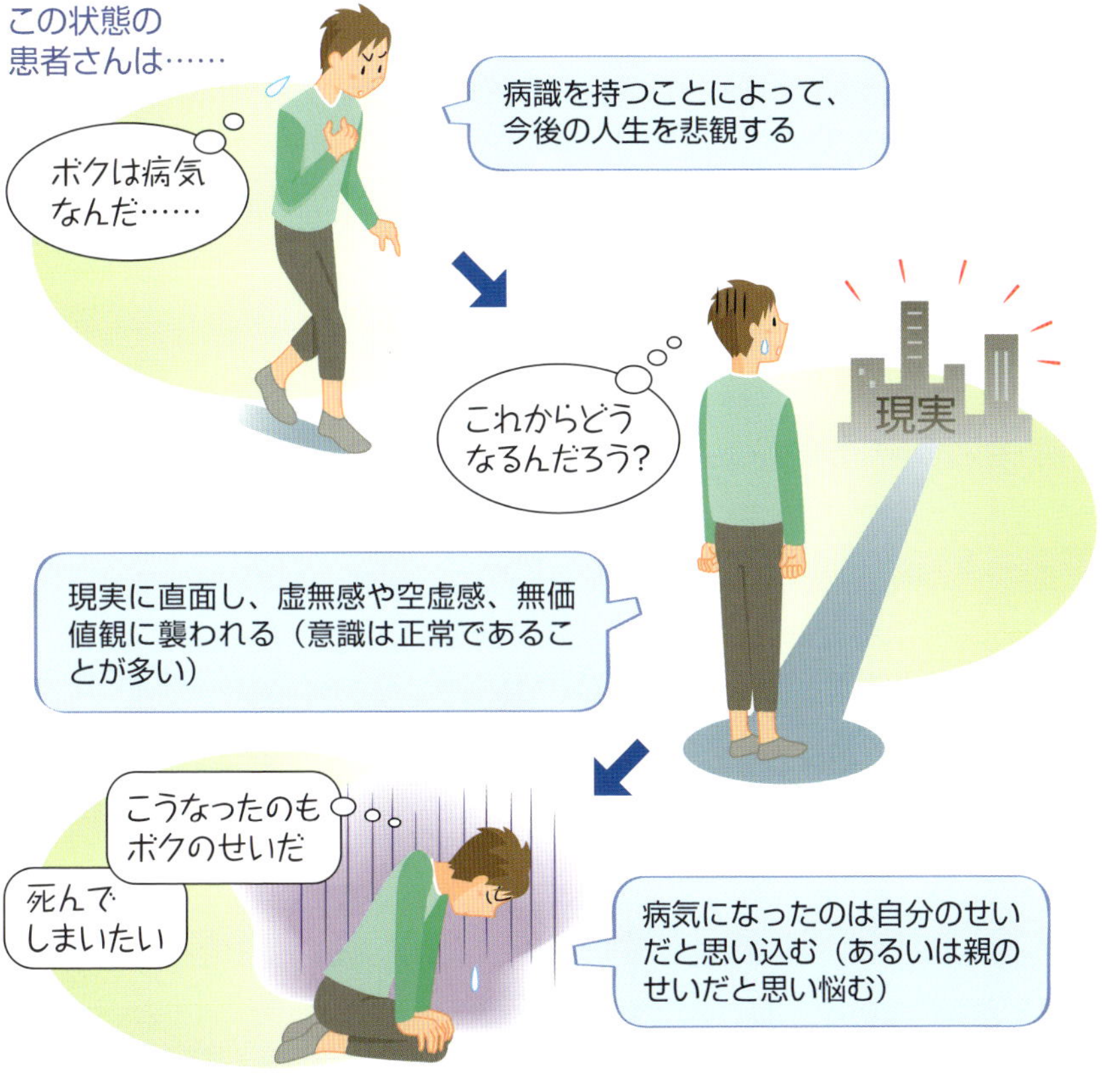
この状態の
患者さんは……
ボクは病気
なんだ……
病識を持つことによって、
今後の人生を悲観する
これからどう
なるんだろう？
現実
現実に直面し、虚無感や空虚感、無価値観に襲われる（意識は正常であることが多い）
こうなったのも
ボクのせいだ
死んで
しまいたい
病気になったのは自分のせいだと思い込む（あるいは親のせいだと思い悩む）

STOP!!

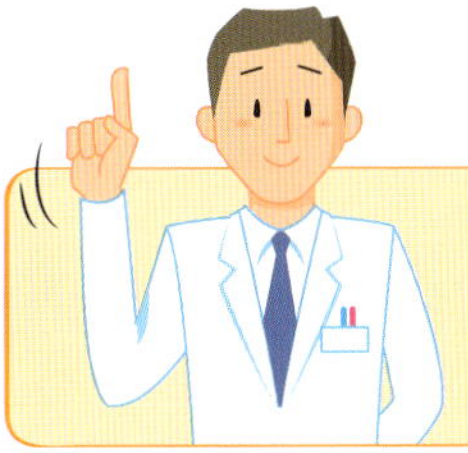

この時期は急性期以上に自殺の危険が高まることがある。治ったと思いがちになるのがこの時期。油断は禁物！！

再発の原因と問題点

統合失調症は、再発をくり返しやすい病気です。急性期の症状が治まったあとは、再発にも十分注意しなくてはなりません。

再発の一番の問題は、再発をくり返せばくり返すほど、脳へのダメージが蓄積されてしまうということです。脳がダメージを受けると、脳萎縮が進み、その分、認知機能低下も進みやすくなります。また、再発をくり返すたびに症状は慢性化し、治りにくくなります。

さらに、再発するということは、幻覚や妄想が再び出現するということです。幻覚や妄想は患者さん本人が苦しむだけでなく、周囲をも巻き込むことが多々あります。幻聴に従って他人に危害を加えてしまうかもしれませんし、妄想から親しい人を信じられなくなり、暴言を吐いてしまうかもしれません。これらの行動や言動は病気の症状によるものであり、本人が悪いわけではないのですが、一般の人はなかなか理解することができません。再発をくり返すことによって、こうしたトラブルをくり返していると、人間関係や社会生活が完全に破綻してしまうこともあるのです。

以上のように、再発は病気の予後に大きく影響するため、休息期から回復期にかけては、「再発の防止」が非常に重要な課題になるといえます。そして、再発を防止する有効な手段はといえば、「服薬の継続」にほかなりません。再発の原因として最も多く見られるのが、「服薬の中断*」なのです。まずは、「症状が治まっても薬は続けなければならない」ということを肝に銘じておく必要があります。

一方で、環境の大きな変化や人生の大きな出来事、つまりは大きなストレスをきっかけに再発が起こることもあります。とくに統合失調症を発症したきっかけがストレスだった場合、同じような状況が引き金になることがあるので注意が必要です。

用語解説 服薬の中断　統合失調症では、「もう治ったから」「副作用がいやだから」「周囲から飲まないほうがよいと言われたから」などが理由となることが多い。

統合失調症は“再発”をくり返しやすい病気

再発の2大原因は……

1 服薬の中断

再発の原因として最も多く見られる

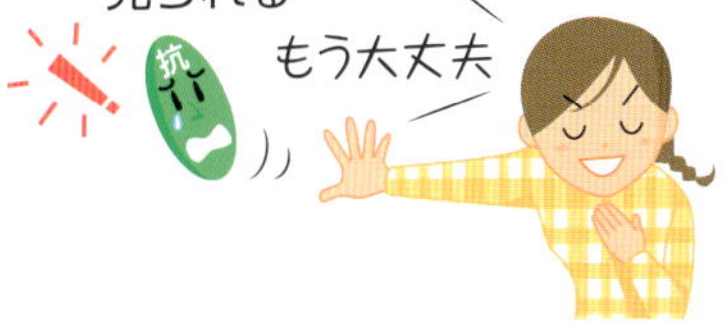

2 大きなストレス

環境の大きな変化や人生の大きな出来事など

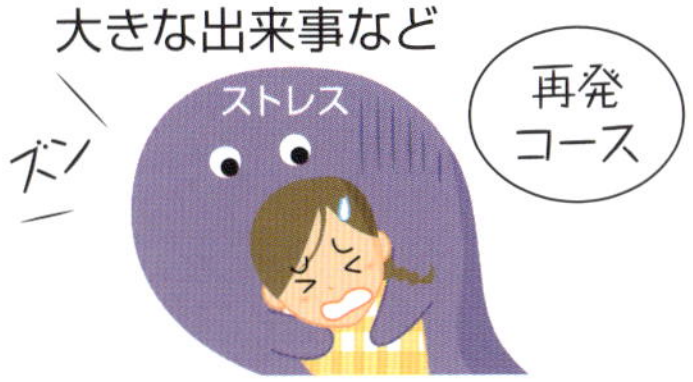

再発の予兆に注意しよう

●本人が気づく変化

- 夜、眠れない、あるいは眠ってもすぐに目が覚める
- 食欲がない
- 気分が落ち込み、やる気が起こらない
- 周囲の雰囲気が変わった気がする、不安がある
- 何でもできる気がする

●周囲が気づく変化

- 部屋に引きこもりがちになる
- 身だしなみを気にしなくなった
- 表情が乏しい、表情が険しい
- 食事をあまりとらなくなった
- ひとり言が多い
- 話にまとまりがない
- 妄想的なことを言う
- 幻聴を訴える

Dr.ITOKAWA プラス1・メッセージ

再発を予防できているとき、発病前と価値観が変わっている

精神疾患に限らず命の危険さえ伴いかねないような大きな病気は、人生のその時期に病を得る事実が意味をおびていることがあります。元通りになることを治癒と考えると、病の意味にかかわらず発症時点に戻ることになります。それは、常に再発の危険をはらみます。

たとえば、営業成績が会社でトップクラスの優秀なサラリーマンがいました。ところが40歳の若さで急性心筋梗塞にかかり、ICUで何回も心停止してAEDで救命され3日目に意識が戻ったとき、彼は「拾った命だ」とつぶやきました。

営業成績こそトップでしたが、彼は自分の子どもを抱いたことがなく、奥さんとの関係も冷え切っていました。退院すると彼は子どもを抱くようになり、奥さんとの関係も暖かなものに戻りました。

彼にとって、発症前の価値観に戻ることは再び猛烈な営業生活を続けることであり、常に再発の危険をはらみました。気がつくと病気になる前とは別の価値観で生きている。ストレスを避けてひっそりと余生を送るのが再発予防ではありません。病を得た意味がふと腑に落ちるとき、再発しない生き方が始まります。

治療は継続して行われる

再発や再燃を防ぐための維持療法

前項でも述べたように、急性期の症状が治まったあとも、薬物療法は継続して行われます。抗精神病薬には、急性期の症状を改善するだけでなく、再発や再燃を予防する効果があるからです。ちなみに、再発とは、一度症状が治まったあとで再び症状が現れることをいい、再燃とは、症状が治まるまでの間に症状が悪化することをいいます。

急性期の薬物療法では、必要かつ十分な量の抗精神病薬を投与することが基本でした。慢性期（休息期・回復期）に入り、症状が改善されてくると、それに応じて慎重に薬の量を減らしていきます。そして、患者さんの状態が最も落ち着いた時点での必要最小限の処方を「維持量」として、一定期間継続されます。これを「維持療法」といいます。

抗精神病薬は服用を止めてしまったからといって、すぐに再発するわけではありません。薬を飲まなくても、しばらくは回復状態が続くことから、「もう薬は必要ないのでは…」と思われる人もいます。しかし、服薬を中断した場合、数か月～半年くらいで再発するケースが非常に多いのです。維持療法を行わない場合の1年以内の再発率は65～80％にも上りますが、維持療法を正しく継続すれば再発率は25％以内に抑えられるとの報告もあります。

また、維持療法を続けていれば、大きなストレスがかかった場合などに再発しても、症状が軽くてすみます。

長きに渡る維持療法を続けていくためには、再発を予防することの重要性と薬物療法の必要性をしっかり認識すること、そして定期的な外来受診を怠らないことが大切です。

再発予防に必要不可欠な「維持療法」

「維持療法」とは、患者さんの状態が最も落ち着いた時点での必要最小限の処方を「維持量」として、一定期間継続されることをいう

維持療法が必要な理由はおもに2つ

1 再発率の低下

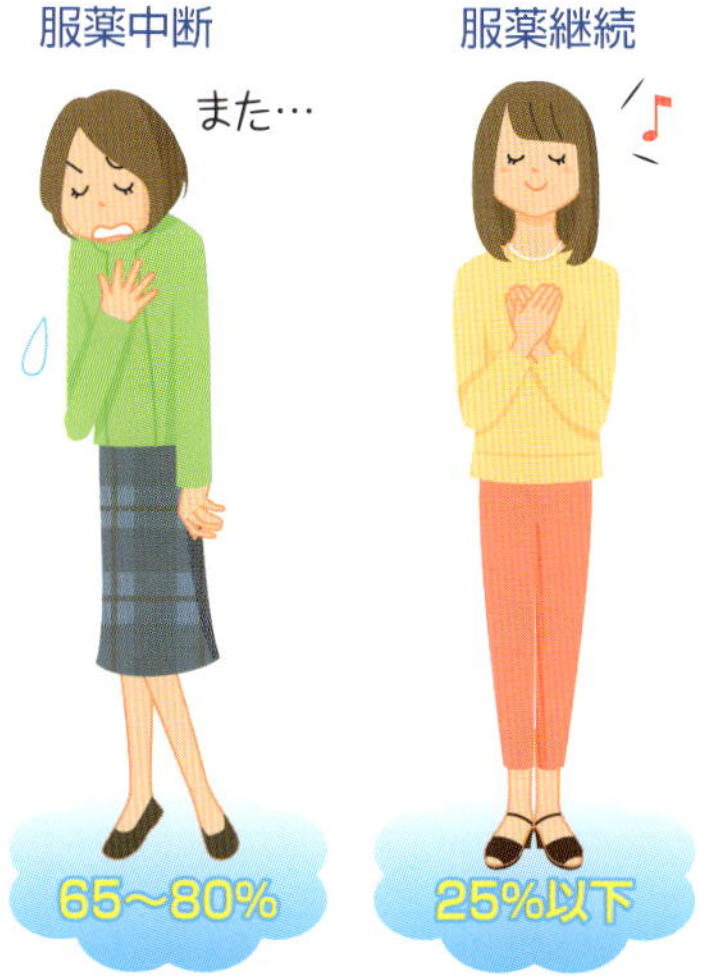

1年以内の再発率は中断した場合65%～80%。継続すれば25%以内に抑えられるとの報告もある

2 ストレスによる再発

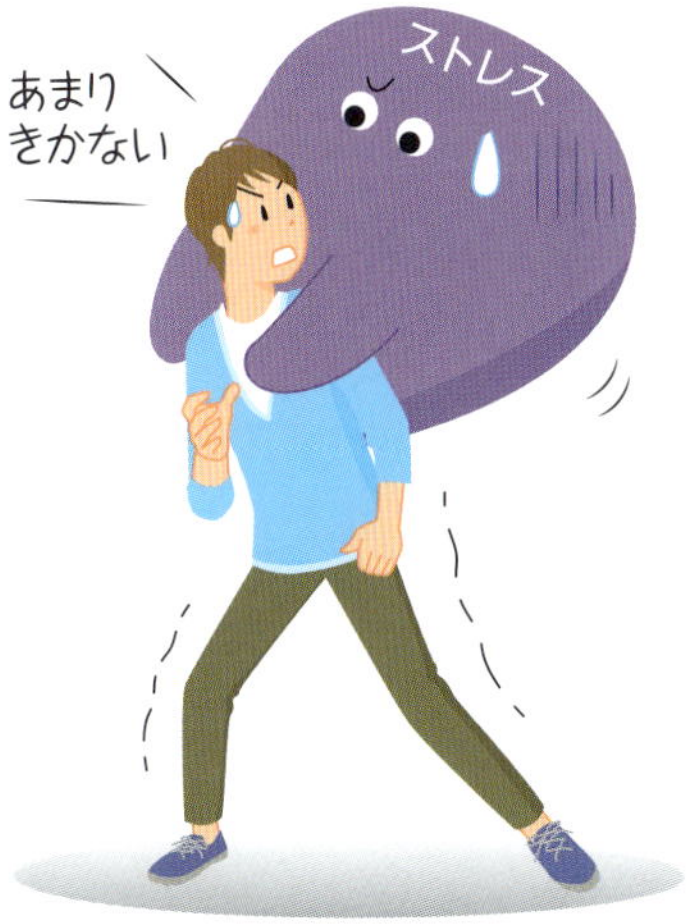

大きなストレスがかかった場合、再発しても症状が軽くてすむ

服薬を中断してしまう誤った理由

- 「症状は改善したのだから、もう薬は必要ない」と自己判断
- 「副作用がつらいので、これ以上服薬を続けたくない」と考える
- 「いつまでも薬に頼っていてはいけない」など周囲の誤った情報に惑わされた

症状が落ち着いたあとに始める療法

精神科リハビリテーションとは

慢性期の治療は、再発を防ぐとともに、日常生活や社会生活を徐々に取り戻していくことが目標となります。

急性期の陽性症状は、薬物療法によって比較的短期間で改善しますが、慢性期の症状の主体となる陰性症状や認知機能障害は、薬を飲めばよくなるというものではありません。陰性症状のため意欲がわかない、疲れやすい、集中力や注意力が続かない。また認知機能の低下のため、これまで当たり前のようにできていたことが、うまくできない。病気になったことで自信や自尊心を失い、生きる希望を見出せなくなっていることもあるでしょう。こうした「生活のしづらさ」を解消し、いきいきとした心を取り戻すためには、薬物療法だけでは不十分なのです。

そこで、慢性期は薬物療法と並行して行う「リハビリテーション」が重要になってきます。

統合失調症のリハビリテーションは「精神科リハビリテーション」、あるいは「心理社会的療法」とも呼ばれ（以下、リハビリ）、患者さんの心理面や社会面にアプローチし、社会生活への復帰を促していく療法になります。具体的には、患者さんの精神面をサポートする「精神療法」、思考や行動の歪《ゆが》みを正す「認知行動療法」、日常生活や社会生活に適応するための技能を習得する「SST（社会生活技能訓練）」や「作業療法」などがあります。

精神療法は比較的早い段階、幻覚や幻聴などの激しい症状が落ち着いてくる急性期後半から始められます。そして回復期に入ると、社会復帰を見据えた療法を少しずつ取り入れていきます。

まずは、精神療法について見ていきましょう。

リハビリがめざすもの

慢性期の治療として薬物療法と並行して行うのが「リハビリテーション」

リハビリテーションの目的

- 病気による「生活のしづらさ」を解消する
- いきいきとした心を取り戻す

リハビリの3本柱

1 精神療法

生きる希望を見出せなくなっている患者さんの精神面をサポートする

2 認知行動療法

患者さんの思考や行動の歪みを正す

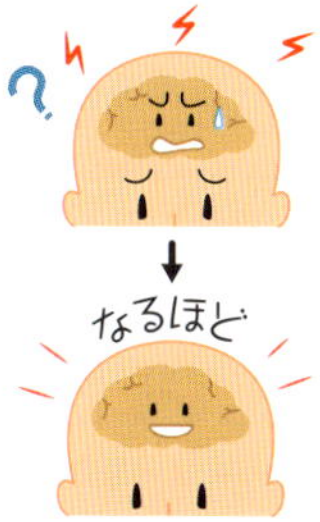

3 SSTや作業療法

日常生活や社会生活に適応するための技能を習得する

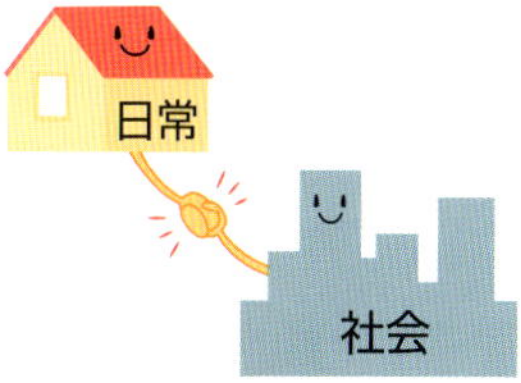

その目的は……

- 生活のリズムを整える
- 人とのかかわり方を学ぶ
- 病気を抱えながら暮らしていく方法を学ぶ
- 病気への対処法を身につける
- 社会復帰の準備をする

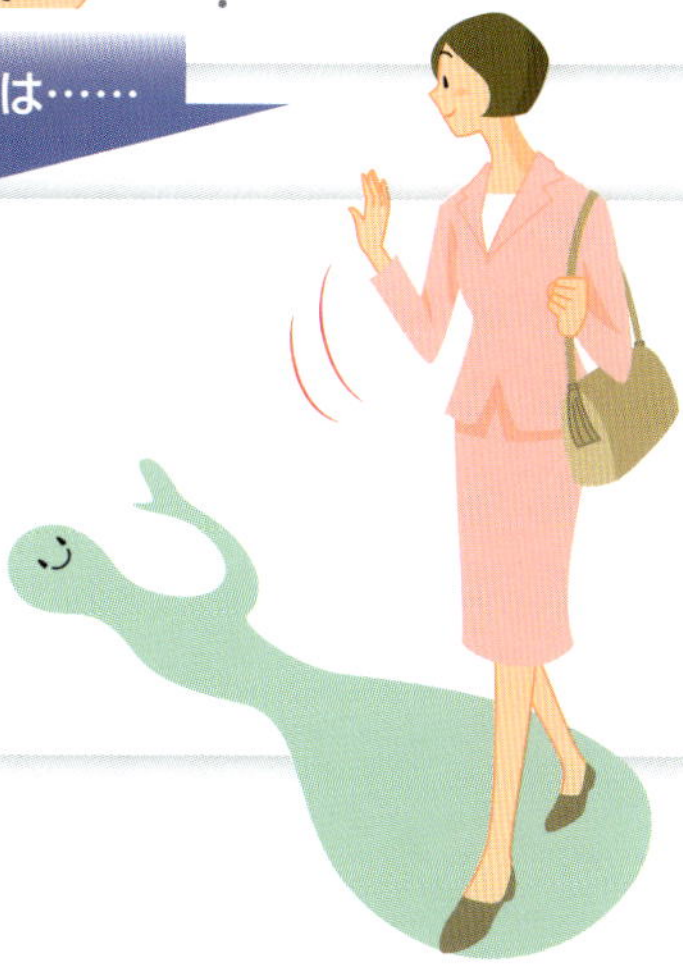

患者さんの心を支える「精神療法」

「精神療法」とは、患者さんと治療者（医師や臨床心理士など）との心理的交流をベースに、患者さんの精神活動に変化をもたらす治療法をいいます。精神療法には様々なやり方がありますが、統合失調症の治療でよく行われるのは「支持的精神療法」です。

統合失調症の患者さんは、幻覚や妄想に追われ、非常に不安定な心理状態にあります。しかし、その不安感や恐怖感は周囲の人に理解されにくいため、患者さんは孤立し、孤独感が高まっているものです。そこで支持的精神療法では、患者さんの気持ちに寄り添い、共感しながら話を聞き、患者さんと一緒にどうすればよいのかを考え、解決の糸口を探っていきます。

具体的には、まずは治療者に対して、患者さんが日々の生活のなかで抱えている不安や恐怖、葛藤、悩み、希望などを話してもらいます。このとき治療者は原則として、患者さんの話を遮《さえぎ》ったり、考えや行動を批判したり、患者さんの人格や生育環境に深く立ち入ったりはしません。必要があれば質問はしますが、あくまでも患者さんの気持ちを〝支持する〟ことに努めます。

患者さんは、自分の話を一切否定せずに聞いてくれること（傾聴）、何を言っても受け入れてくれること（受容）、そして不安や悩みを自分のことのように理解しようとしてくれること（共感）で、安心感を得ます。そこで治療者は初めて「だったら、こうしてみてはどうかな？」と、よりよい対処法などを助言します。結果、患者さんの不安が少しでも解消されたり、気持ちが前向きになったりして、心が安定してくれれば、支持的精神療法の効果が現れてきたといえます。

この療法は、医師と患者さんのコミュニケーションによって成り立つ療法なので、医師との相性や信頼関係が非常に重要になります。

心に寄り添うリハビリ「支持的精神療法」

「支持的精神療法」とは患者さんの気持ちに寄り添い共感しながら、一緒に考え解決の糸口を探っていく療法をいう

ポイントは3つ

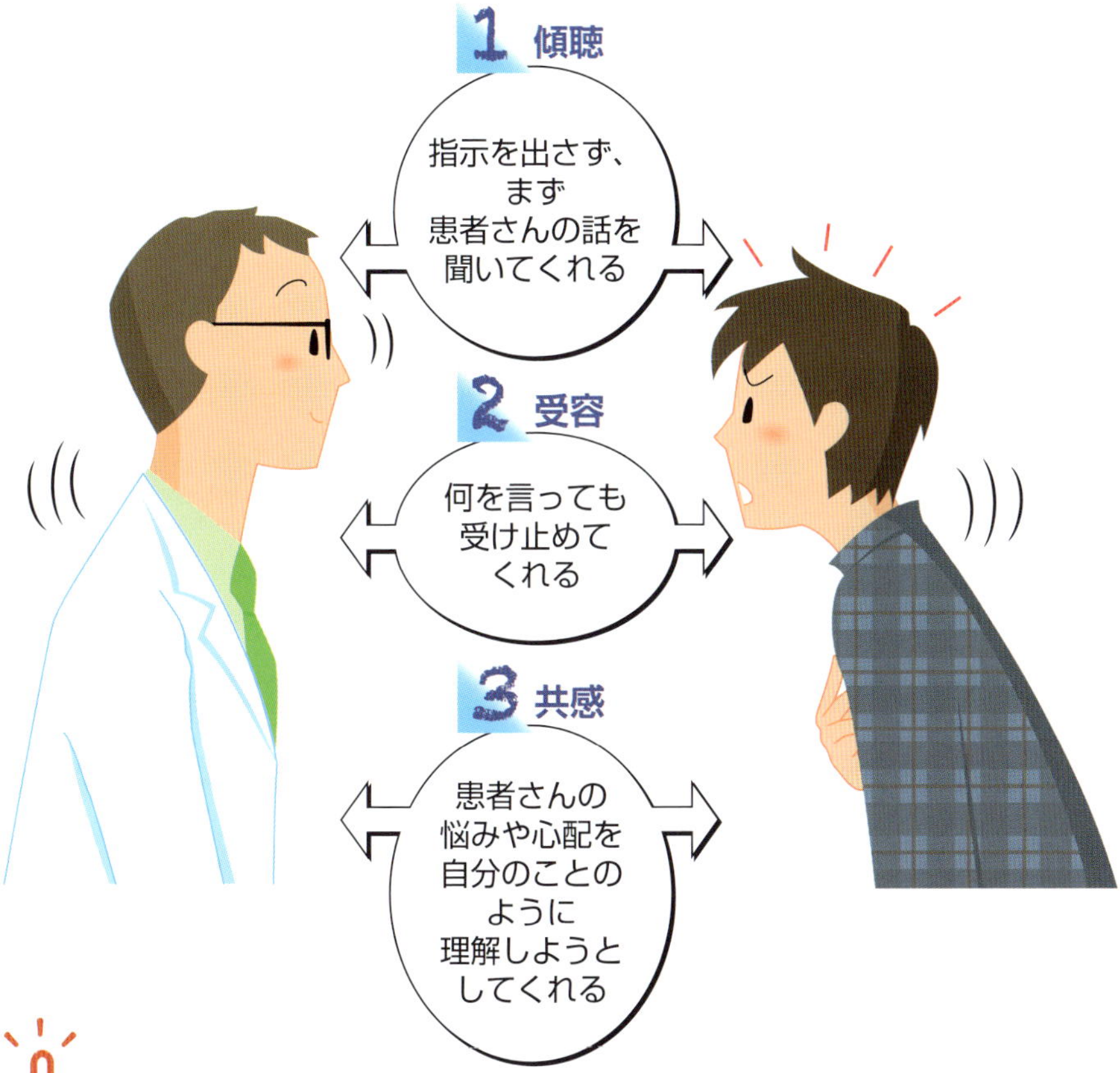
1 傾聴
指示を出さず、まず患者さんの話を聞いてくれる
2 受容
何を言っても受け止めてくれる
3 共感
患者さんの悩みや心配を自分のことのように理解しようとしてくれる

不安が少し解消され、気持ちが前向きになったり、心の安定が見られれば、支持的精神療法の効果が現れてきたといえる

思考や行動の歪みを正す「認知行動療法」

「認知行動療法」は、うつ病や不安障害などの治療によく用いられる精神療法ですが、近年は統合失調症にも有効であるとして注目されています。

物事のとらえ方や考え方のことを「認知」といい、私たちの気分や行動は認知のあり方に大きく影響されることが知られています。同じ出来事に直面しても、認知のあり方によって気分や行動が変わってくるということです。認知行動療法では、その人の思考パターン（認知）に焦点をあて、バランスのよい思考や行動に修正していくことで症状の回復をめざします。認知行動療法は、様々な症状が治療の対象となり、症状別のアプローチ*が開発されていますが、ここでは幻覚や妄想などの陽性症状に対して、どのように対処するのかをみてみましょう。

幻覚や妄想のある患者さんは、幻覚や妄想を現実であると認知してしまいます。しかし、これは病気によって認知が歪められた結果、生じた非現実です。まずはそのことを理解するために、統合失調症という病気について正しく知ることが重要になります。

次に、認知が歪められそうになったとき、それを修正する術《すべ》が必要です。たとえば、黒いコートを着た人とすれ違ったときに、「自分を監視している悪の組織の一員ではないか？」という考えが浮かぶとします。認知行動療法では、「そうに違いない」と認知してしまう前に、別の考え方ができないかを探る訓練をします。「悪の組織だという証拠はあるのか？」「黒いコートなどありふれている」「自分とは無関係の人かもしれない」など、様々な角度から認知の可能性を検討できるように訓練するのです。

こうした訓練をくり返すことで思考バランスを養い、適切な行動につながるようにしていきます。認知行動療法をうまく実践できるようになると、幻覚や妄想があっても、それほど気にせず過ごせるようになり、再発防止にも役立つとされています。

用語解説 症状別のアプローチ　認知行動療法には、コラム法や問題解決技法などいくつかの手法があり、症状別または疾患別に有効な手法を組み合わせて行われる。

「思考パターン」を探る――「認知行動療法」

「認知行動療法」とは、患者さんの思考パターンに焦点をあて、バランスのよい思考や行動に修正していく療法をいう

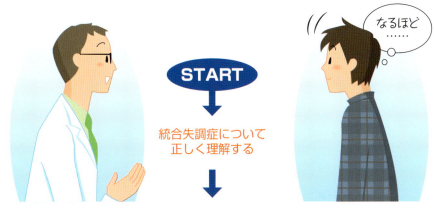

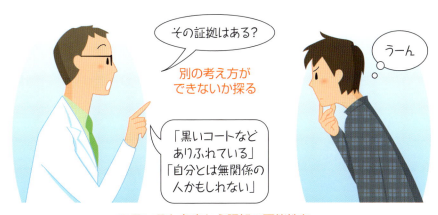

START

↓

統合失調症について
正しく理解する

↓

例 黒いコートを着た人は「自分を監視している」「悪の組織の一員ではないか?」と思い込んでいるとき

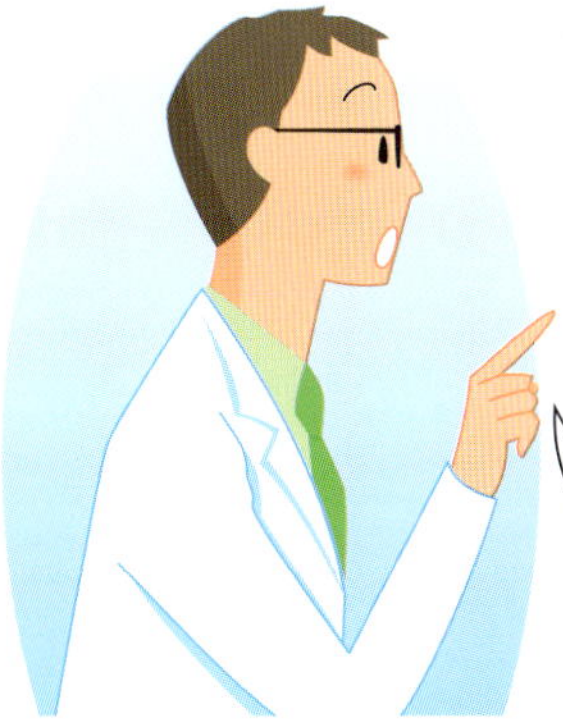

別の考え方が
できないか探る

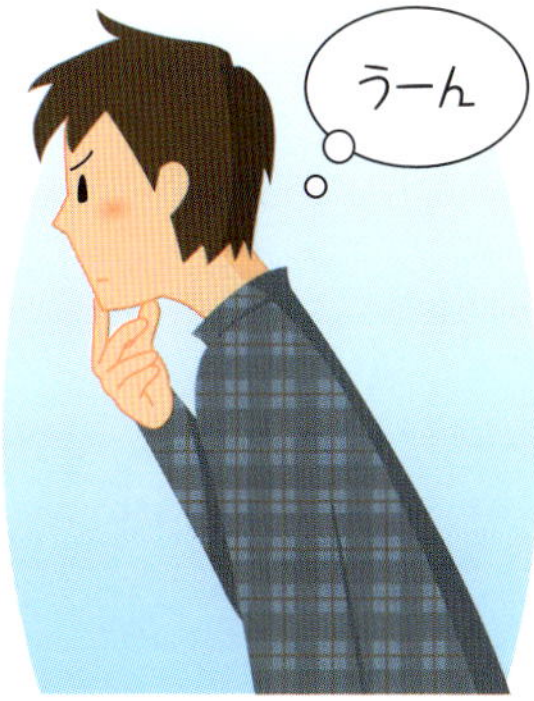

いろいろな角度から認知の可能性を
検討できるよう訓練する

↓

適切な思考バランス、行動へと導く

社会復帰のための療法

リハビリは無理せず、気長に続けることから

心と体を十分に休息させ、枯渇したエネルギーが回復してくると、患者さんの気持ちも少しずつ外に向いてくるものです。回復期に入ったら、社会復帰に備えるためのリハビリを始めます。

ただし、回復期に入ったからといって、いきなり何でもできるようになるわけではありません。気力や体力が回復するスピードには個人差があります。また、どんなことに興味があるのか、どんなことが得意でどんなことが苦手なのか、どんなことをめざしたいのかなどは、患者さんによって異なります。ですから、統合失調症のリハビリには決まったプログラムがあるわけではなく、その人に合ったリハビリを選び、その人のペースに応じて取り組んでいくことが重要になります。そして、回復期は数年単位で経過することが多いので、リハビリは無理せず気長に続ける必要があるということを理解しておきましょう。

また、社会復帰に向けたリハビリというと、職業訓練のようなものをイメージされるかもしれません。もちろん、リハビリのなかには新たな就労のための訓練や資格取得をめざすものもありますが、一足飛びにそこに辿《たど》り着けるわけではありません。

統合失調症のリハビリがまずめざすところは、楽しいと思えること、熱中できること、充実感や達成感を味わえることです。健常であれば、ごく当たり前の自然な心の動きですが、統合失調症の患者さんは、それさえも難しい状態にあるのです。

回復期のリハビリでは、様々なことを体験しながら、できることや楽しいと思えることを1つずつ増やしていくことが大切です。

リハビリはオーダーメイド

回復期に入ったからといって、いきなり何でもできるわけではない。リハビリには個人差があると心得る

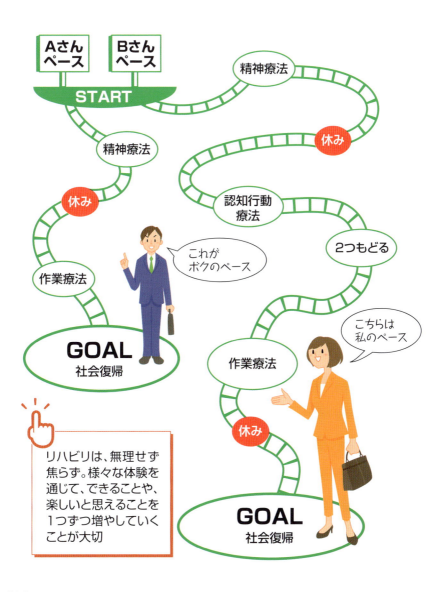

リハビリは、無理せず焦らず。様々な体験を通じて、できることや、楽しいと思えることを1つずつ増やしていくことが大切

作業療法

日常生活や社会生活への適応を取り戻すためのリハビリには、「作業療法」や「SST（社会生活技能訓練）」などがあります。

まず作業療法とは、心身に障害のある人に対して、様々な作業を通して機能回復を図ったり、精神状態の安定や対人関係の改善などをめざす療法をいいます。統合失調症の場合、作業に集中することで幻聴に気をとられる時間を少なくすることもできます。

具体的な作業としては、絵画、習字、手芸、陶芸、木工、折り紙、コラージュ、料理、ダンス、室内ゲームなどのレクリエーション、袋詰め、折り箱づくり、造花づくりなど室内で行う簡単な作業、園芸や農作業など屋外での作業があります。これらのなかから、患者さんの状態や興味・関心、目的などに応じて作業を選び、作業療法士の指導のもとで作業を行います。

こうして見ると、なかには就労を意識した作業もあるように思えますが、作業療法の本来の目的は特定の職業技能を身につけることではありません。あくまでも楽しみながら、そして充実感や達成感を味わいながら、よりよい生活を送るための方法を習得することが目的です。そのため、仕事をこなすような感覚で無理に取り組むのではなく、患者さん自身が自主的に参加し、楽しめることが何よりも大切になります。

もしも作業をしていて、「つまらない」「苦痛に感じる」「こんなことをして意味があるのか」などと思うようなことがあれば、担当の作業療法士や医師に相談して、作業内容を見直すことも必要です。強制的な作業はかえってストレスとなり、治療効果を得られないだけでなく、症状を悪化させてしまうことがあります。

まずは自分が興味を持てそうなこと、やってみたいことから始めてみましょう。

楽しみながら学ぶ「作業療法」

「作業療法」とは様々な作業を通して機能回復を図ったり、精神状態の安定や対人関係の改善などをめざす療法

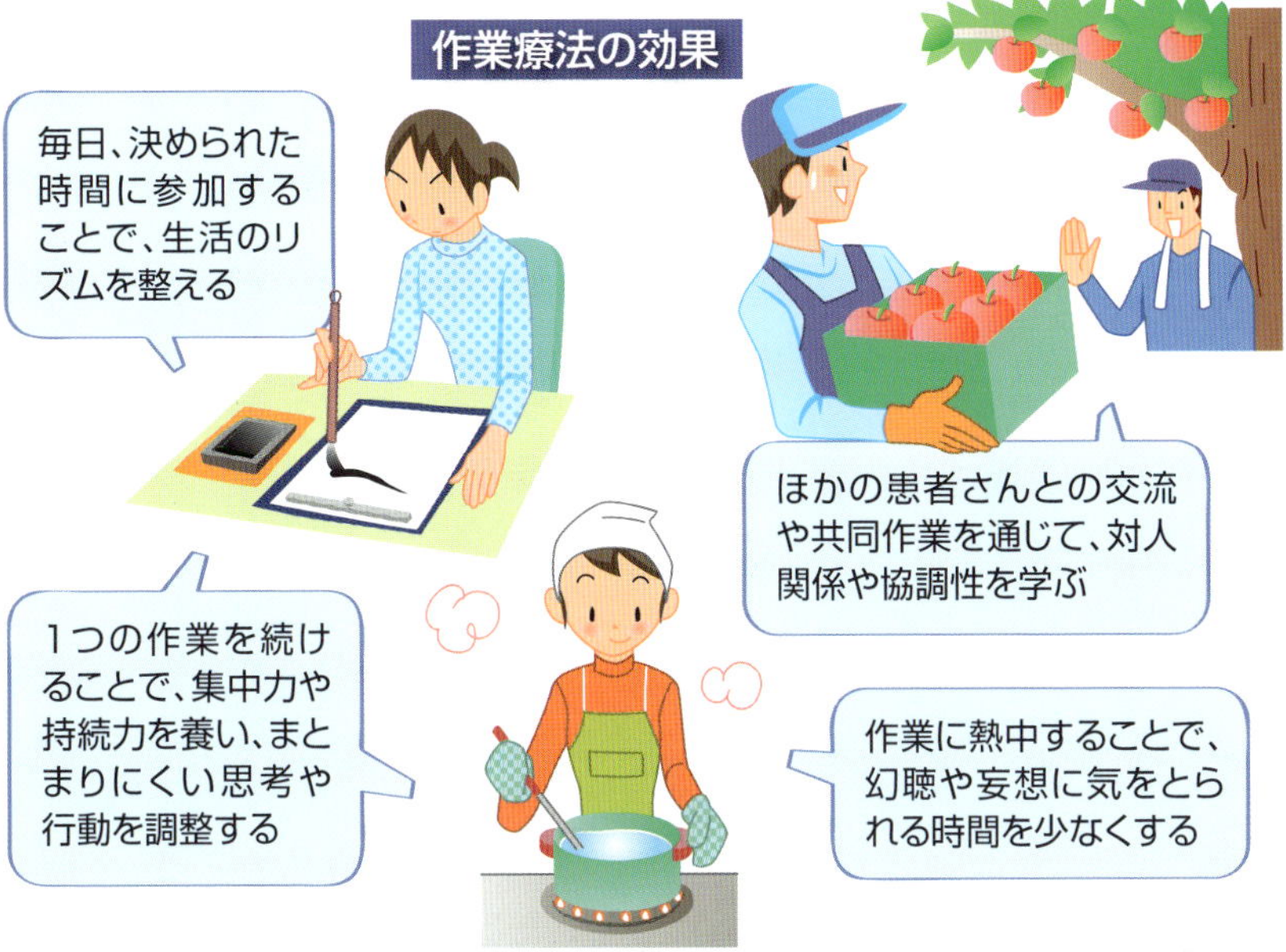
作業療法の効果
毎日、決められた時間に参加することで、生活のリズムを整える
ほかの患者さんとの交流や共同作業を通じて、対人関係や協調性を学ぶ
1つの作業を続けることで、集中力や持続力を養い、まとまりにくい思考や行動を調整する
作業に熱中することで、幻聴や妄想に気をとられる時間を少なくする

脳の恒常性を維持する

Dr.ITOKAWA プラス1・メッセージ

生物学に「恒常性の維持（ホメオスタシス）」という考え方があります。私たち人間は体温が36.5℃±0.5℃に調節されています。37℃を超えると頭がくらくらして吐き気やだるさを感じます。私たちの体内環境は、体温、pH（酸性・アルカリ性）、ナトリウム濃度などを正確に保とうとする性質があり、これを恒常性が維持されるといいます。

たとえば、炎天下の坂道を汗だくで歩いて、熱中症になりかけて気分がとても悪いとき、偶然クーラーの効いた郵便局を見つけて飛び込みました。その涼しさに体温が36.5℃に戻る瞬間、「気持ちいい」と感じます。

体温、pHのみならず、脳内環境も同じように、個人ごとにその人の脳にとって良い恒常性を保とうとしています。そこから外れる作業や体験は気分が悪く、恒常性が維持されるような体験は「気持ちいい」と感じます。

「つまらない」「むなしい」は脳の恒常性にとって好ましくない可能性があります。作業の内容ややり方、作業前の臨み方や作業後の終わり方などを工夫して、「気持ちいい」と感じられるならば、より効果的でしょう。（文献②：157頁）

SST（社会生活技能訓練）

「SST」は、「ソーシャル・スキルズ・トレーニング」の略語です。日本語では、「社会生活技能訓練」または「生活技能訓練」とも呼ばれます。

SSTでは、精神障害を抱える人が自立した生活を送るために必要な技能を学び、学んだことを日常生活で応用できるようトレーニングします。具体的には、次の3つの技能の向上をめざします。

1つめは「日常生活技能」です。食事、身だしなみ、お金の管理や買い物、料理、洗濯、整理整頓など、日常生活に必要な基本的な技能を学びます。

2つめは「社会生活技能」です。こちらはおもに、社会生活に不可欠となる対人関係を学びます。社会に出たら人と関わらずにはいられませんし、対人関係の問題は、患者さん自身が最も解決したいと望むことでもあるのです。具体的には、まずは「あいさつをする」「電話をかける」「人に何か質問する」「医師に自分の病状を伝える」などの基本会話を習得します。さらに、地域生活への再参加をめざしたり、結婚生活や友情の維持を目的とした対人関係のつくり方などを学ぶこともあります。

3つめの技能は「病気の自己管理能力」です。患者さんが服薬を続けていくために必要な知識、副作用への対処法、症状が現れたときのコントロール法などを学び、病気と上手に付き合っていく術を身につけます。

SSTは、「ロールプレイ*（役割演技）」という方法で行われます。数人のグループで、日常生活で起こる様々な場面を想定し、参加者たちがその場に登場する役割をそれぞれ演じることで、適切な行動や言動を学ぶのです。そして、学んだことを実際の日常生活に応用できるようトレーニングします。

できなかったことや苦手だったことが1つずつできるようになることで自信を回復し、QOLの向上や社会復帰へとつなげます。

用語解説 ロールプレイ　自分とは違う立場の特定の人物になったつもりで、ある問題について考え、それを表現することで、適切な行動や言動を学ぶ手法。

ＳＳＴのロールプレイ

「SST」とは自立した生活を送るために必要な技能を学び、日常生活で応用できるようトレーニングする療法をいう。SSTは「ロールプレイ（役割演技）」という方法で行われる

役割演技

①6～10人のグループをつくり、練習したい場面をできるだけ具体的に想定する
②最初はスタッフが見本を見せ、その真似をすることから始める
③参加しているメンバーで役割を決める
④メンバーだけで役割を演じてみる

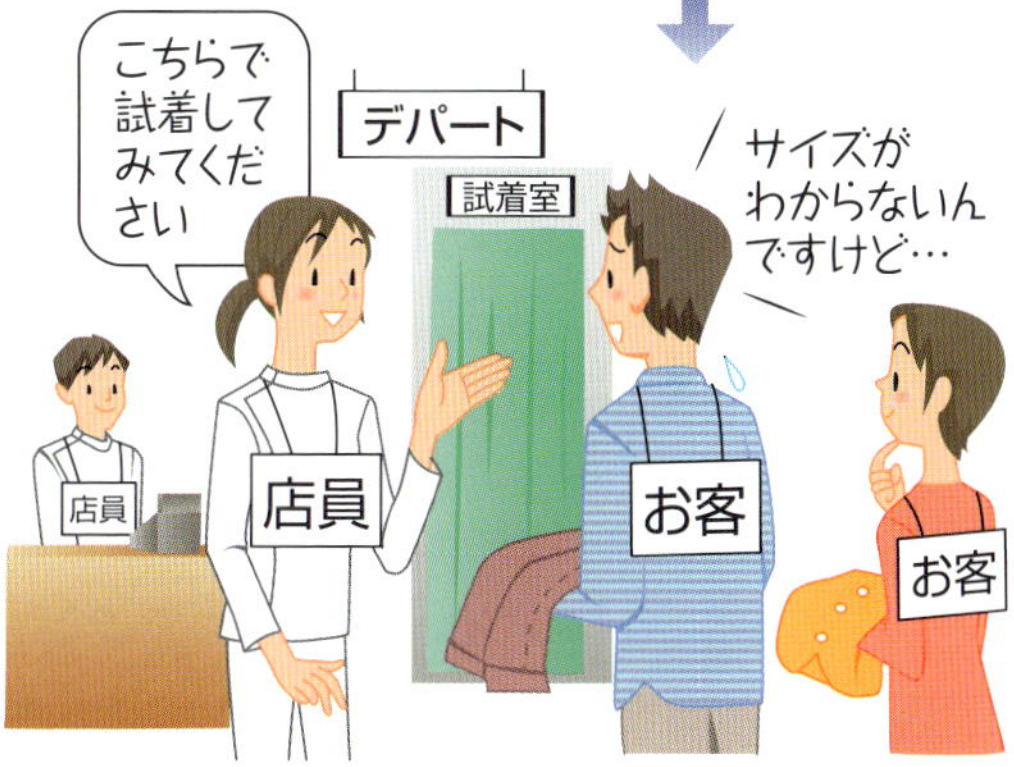
こちらで試着してみてください
デパート
試着室
サイズがわからないんですけど…
店員
店員
お客
お客

正のフィードバック

お互いの"よかったところ"をみんなで見つけることを「正のフィードバック」という

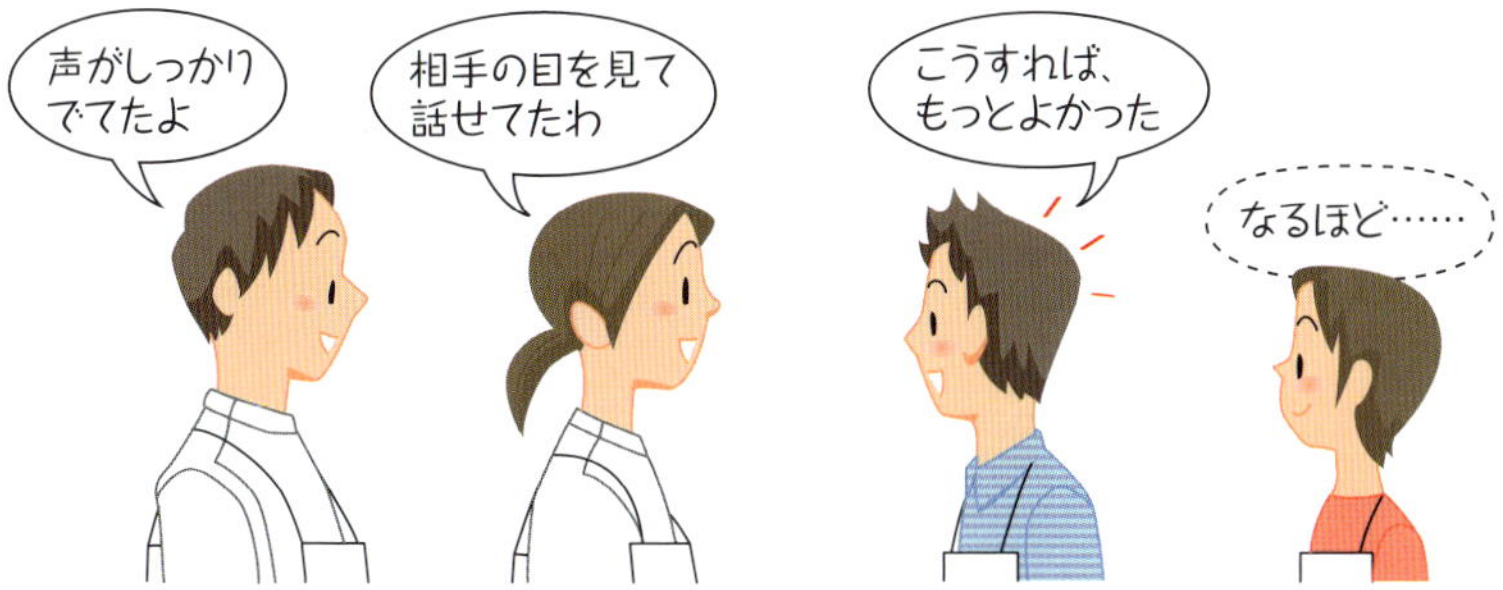
声がしっかりでてたよ
相手の目を見て話せてたわ
こうすれば、もっとよかった
なるほど……

大切なのは、批判や非難はせず相手の意見を受け入れ、自分の意見を適切に表現すること。改善点を踏まえて、再度役割演技をする

デイケアの活用で、社会参加の準備をする

統合失調症の患者さんは、家に閉じこもりがちになることが多く、これでは社会性や活動性が低下するばかりです。そうはいっても、いきなり復学や復職を果たすのは難しく、まずは地域社会にうまく馴《な》染《じ》めるようになることが大切です。

そこで、社会参加への準備として、ぜひ活用したいのが「デイケア」です。デイケアは、福祉や医療の関連施設が提供するサービスの1つで、病院やクリニック、精神保健福祉センター*、保健所などで行われています。

デイケアでは、同じ病気を抱える患者さんが集まり、一緒に過ごすことで協調性を学ぶことができ、また定期的に通うことで、規則正しい生活リズムをつくることもできます。

具体的な活動内容は施設によって異なりますが、多くは作業療法が中心になります。スポーツやレクリエーション、ゲーム、サークル活動、軽作業、料理づくり、手芸、工芸、パソコン教室、音楽活動などのほか、SSTを取り入れているところもあります。これらの活動を通じて、日常生活をスムーズに送れるようになること、さらには社会復帰へとつなげることをめざします。

デイケアには、患者さんの家族にとっても、患者さんと一定時間離れることで、自分の時間を持てるようになるというメリットもあります。

デイケアは本来、日中6時間のサービスとなりますが、そのほかにも午後4時以降4時間のナイトケア、デイケアとナイトケアを組み合わせた10時間のデイナイトケア、日中3時間のショートケアがあります。また、「デイホスピタル（DH）」といって、外来通院しながら、日中の時間帯に入院治療と同様の治療を集中的・重点的に受けられるシステムもあります。患者さんの状態や家族の事情などを考慮して、最適なものに参加するとよいでしょう。

用語解説　精神保健福祉センター　都道府県単位および政令指定都市に設置されており、中には「こころの健康センター」などと名前をつけているところもある。

デイケアの効果

社会参加への準備として、活用したいのが「デイケア」。まずは地域社会に上手に馴染めるようになることが大切

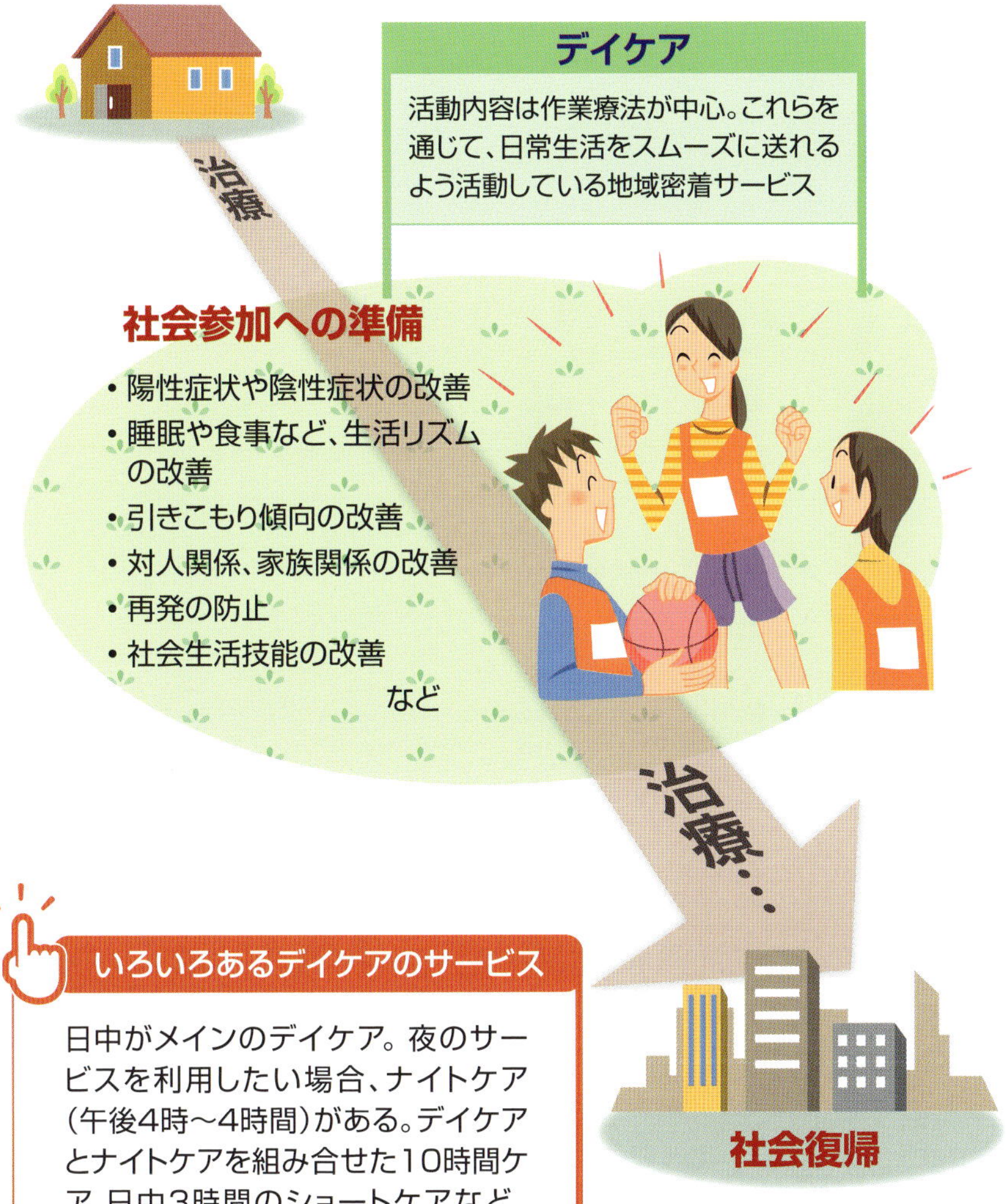
デイケア
活動内容は作業療法が中心。これらを通じて、日常生活をスムーズに送れるよう活動している地域密着サービス
治療
社会参加への準備
・陽性症状や陰性症状の改善
・睡眠や食事など、生活リズムの改善
・引きこもり傾向の改善
・対人関係、家族関係の改善
・再発の防止
・社会生活技能の改善
など
治療…
社会復帰

いろいろあるデイケアのサービス

日中がメインのデイケア。夜のサービスを利用したい場合、ナイトケア（午後4時〜4時間）がある。デイケアとナイトケアを組み合せた10時間ケア、日中3時間のショートケアなど、サービスの種類もいろいろある

家族ができる復帰へのサポート

患者さんへの接し方と生活管理

統合失調症の回復には、家族のサポートも欠かせません。そこで、患者さんの回復を促すために家族が心がけたいポイントを2つ、覚えておきましょう。

1つは、「批判的になりすぎない」ことです。とくに急性期の直後は、激しい陽性症状によって消耗したエネルギーを蓄えることが必要です。傍目《はため》には1日中ぼんやりして、ダラダラ、ゴロゴロして過ごしているように見えるかもしれませんが、この時期には十分な休息が必要なのです。「いつまでダラダラしているのだ」「努力が足りない」などと責めてはいけません。家族にとってはもどかしく、イライラすることもあるでしょうが、病気による活動性の低下なのだと理解するようにしてください。

2つめは、「過保護になりすぎない」ことです。患者さんのことを思うあまり、あれこれ手を貸しすぎるのもよくありません。身の回りのことに関しては、自分でできることは自分でするようにしてもらうことがリハビリになります。身の回りのこと以外にも、無理のない範囲で家事を手伝ってもらうなど、家族のなかで患者さんに「役割」を分担してもらうのもよいでしょう。いずれにせよ、うまくできるようになるには時間がかかります。家族は患者さんがすることを見守り、どうしてもできないことがあれば、手助けをするようにしてみてください。

また、統合失調症の患者さんは、昼夜逆転の生活になっていたり、食事が不規則になっていたりと、生活のリズムが乱れがちです。自分で服薬を管理するのが難しい場合もあります。家族は服薬を促したり、規則正しい生活リズムを取り戻すよう援助していくことも大切です。

家族が心がけたいこと

家族が心がけたいポイント

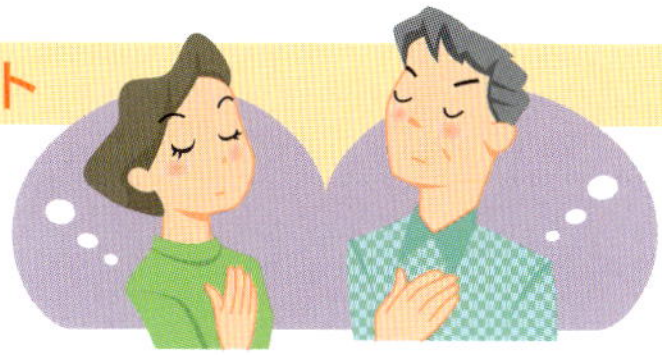

1 批判的になりすぎない

［心がけること］

- 活動性が低下しているのは病気のせいだと理解する
- 回復を焦ったり、高望みをしたりしない
- リハビリは患者さんのペースに合わせて、ゆっくり一歩ずつ
- 患者さんとの対立はできるだけ避ける

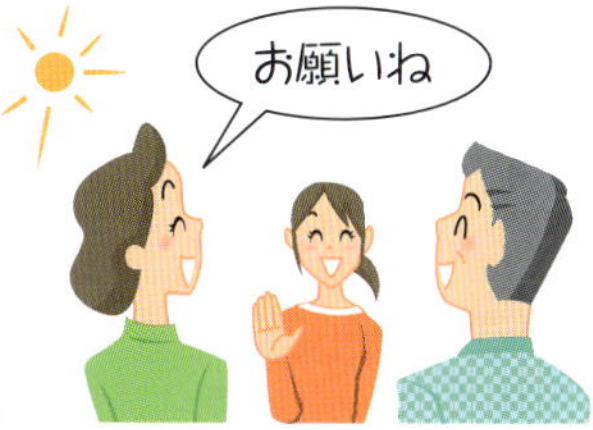

2 過保護になりすぎない

［心がけること］

- 自分でできることは自分でやってもらう
- 家事を手伝ってもらうなど、役割を与える
- 時間がかかっても手を貸すのではなく、できるだけ見守るようにする
- どうしてもできないことがあれば、手助けをする

Dr.ITOKAWA プラス1・メッセージ

自然治癒を促す対処行動に注目する

患者さんの多くの行動には意味がある場合があります。問題行動ではなく対処行動として、病気の自然治癒に役立っている側面があります。

2016年のノーベル生理学・医学賞を受賞した東工大の大隅良典先生の「オートファジー」は、飢餓状態で品質の悪いたんぱく質を自己貪食させる現象です。ほとんどの病気で食欲が低下しますが、オートファジーを惹起して自然治癒を促している側面があります。インフルエンザは冬に流行しますが、ウイルスは高温で増殖しにくくなります。発熱にはウイルスの増殖を抑える作用があります。つわりには催奇形性の強い食べ物の匂いに吐き気を催させて、おなかの赤ちゃんの臓器形成異常を防ぐ側面があります。患者さんが横になったり、人前に出たがらない、食べすぎるなどには、対処行動としての側面もあるのです。

気になる行動がいつから始まったか振り返ると、以前はしていなかった時期があったことに気づかされることもあります。その時期までは折り合いがついていて、その対処行動が必要なかった可能性があります。その時期までの折り合い方のヒントについて、当人を含めてご家族で振り返ってみるのもよいかもしれません。

療養生活をサポートする訪問看護

精神科訪問看護

自宅で療養する患者さんにとっては、訪問看護も心強い手助けとなります。

統合失調症の患者さんのなかには、身体疾患を合併している、症状が重く外出が難しいなどの理由で、地域のサービスを利用できない人がいます。また、ひとり暮らしで日々の生活に支援が必要な人もいます。そのような患者さんたちを対象に、療養生活を支えるのが訪問看護です。

統合失調症など精神疾患を対象とする訪問看護は、「精神科訪問看護」と呼ばれ、精神科の看護師や保健師、作業療法士などが自宅を訪問し、支援を行います。精神科訪問看護で受けられる支援・サービスには、次のようなものがあります。

●服薬の管理・指導、病状の管理・指導
●SST、社会制度の活用
●生活リズムを整えるためのサポート
●生活技能を向上させるためのサポート
●復学・復職など、社会復帰に向けたサポート
●医療や療養生活についての相談
●家族への支援（患者さんへの対応の仕方、病気への理解を深める指導など）

統合失調症の精神科訪問看護では、これらの支援やサービスを通じて、再発や症状悪化を防ぐとともに、自立した生活をめざす手助けをしてくれます。

精神科訪問看護を希望する場合は、まず主治医に相談します。主治医は地域の訪問看護ステーション*に「指示書」を提出し、その指示書にもとづいて訪問看護がスタートします。なお、精神科訪問看護は保険診療が認められており、「自立支援医療制度（150頁）」も適用となります。

用語解説　訪問看護ステーション　訪問看護サービスを提供する事業所。看護師、作業療法士、理学療法士などが所属し、医師や関係機関と連携して在宅ケアを行う。

自宅療養の強い味方――「訪問看護」

訪問看護のおもな対象者

- 症状の重い身体疾患を合併している患者さん
- 日々の生活に支援が必要なひとり暮らしの患者さん

精神科訪問看護

精神疾患を対象とする訪問看護。精神科の看護師、保健師、作業療法士などが支援を行っている

精神科訪問看護で受けられる支援

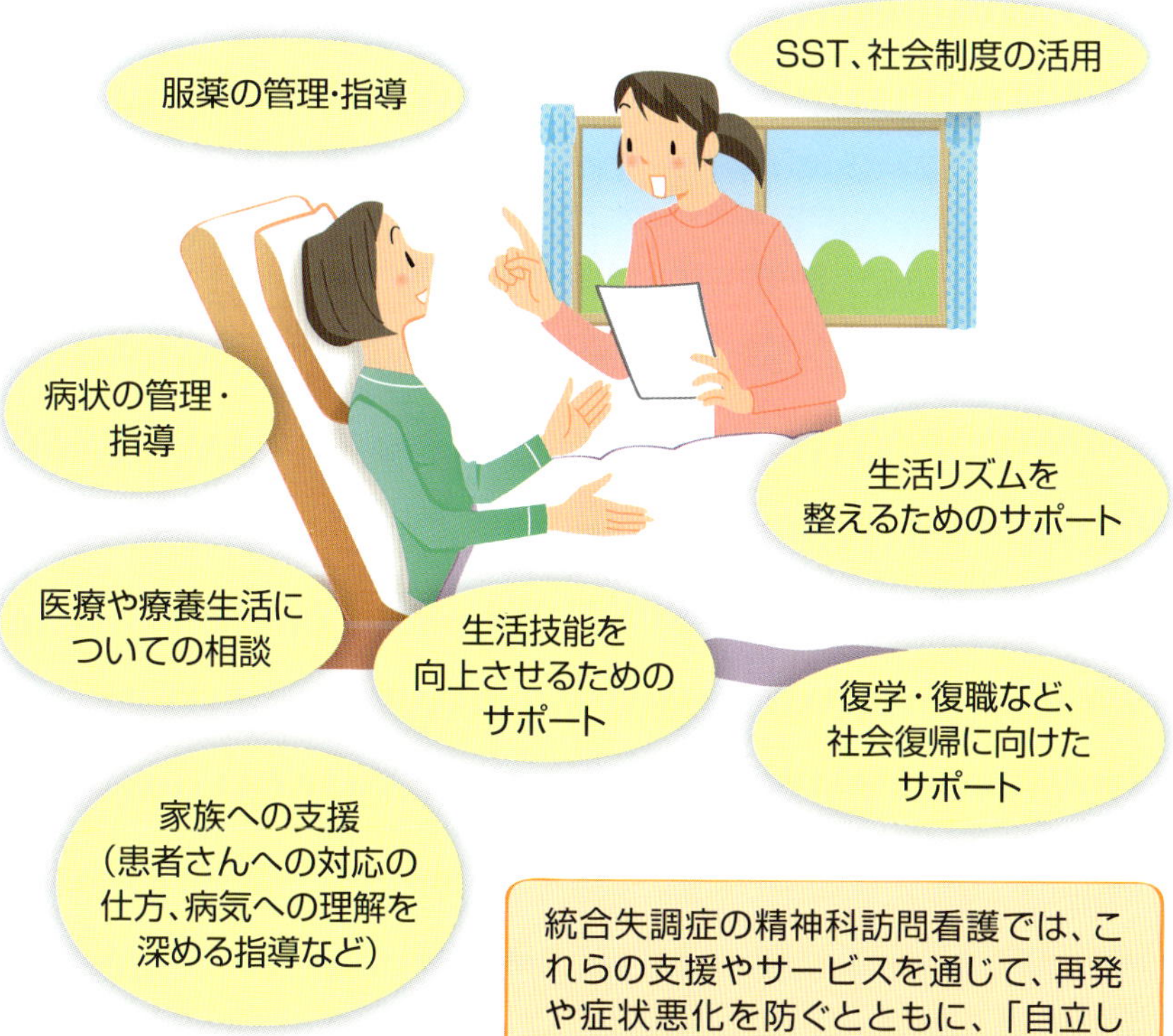
服薬の管理・指導
SST、社会制度の活用
病状の管理・指導
生活リズムを整えるためのサポート
医療や療養生活についての相談
生活技能を向上させるためのサポート
復学・復職など、社会復帰に向けたサポート
家族への支援（患者さんへの対応の仕方、病気への理解を深める指導など）

統合失調症の精神科訪問看護では、これらの支援やサービスを通じて、再発や症状悪化を防ぐとともに、「自立した生活をめざす手助け」をしてくれる

column

統合失調症の家族心理教育

統合失調症の「家族心理教育」とは、患者さんの家族を対象とした治療的アプローチです。医療機関で個別面接という形で行われるほか、家族教室（138頁）などで行われることもあります。

統合失調症の患者さんにとって、家族は最も身近な存在です。それだけに、家族が患者さんの病状や回復の経過に与える影響には大きなものがあります。事実、統合失調症と家族の関係については、病気の発症と育て方や家庭環境との因果関係は否定されていますが、病気を発症してからの家族の対応は、患者さんの病状を大きく左右することがわかっています。家族の人は、「早くよくなってほしい」「早く社会復帰してほしい」「早く仕事についてほしい」と焦る気持ちを、患者さんに感情的にぶつけてしまうことはないでしょうか？　そのような対応は、再発の大きな要因になりかねません。

そこで、統合失調症の家族心理教育では、病気は患者さん本人の問題であるとともに、家族の問題でもあるととらえ、患者さんだけでなく、家族をも支援の対象として、よりよい家族関係の構築をめざします。

家族心理教育では、治療者が患者さんや家族と個別に面接を行い、患者さんを取り巻く家族の状況を把握・分析するとともに、問題点を探ります。そして、問題解決に向けて必要な指導や教育を家族に対して行います。家族の対応の仕方や家族関係のなかに、患者さんの回復を妨げているものがあれば改善を図り、再発を防ぐ環境づくりに役立てます。また、家族が病気への理解を深めることで、患者さんに対してより適切な対応ができるようになれば、これも再発の予防や回復を促すことにつながります。さらに、家族関係が改善されることによって、患者さんも家族もストレスを軽減でき、心が楽になります。

第５章

病気とともに生きるために

地域の専門スタッフや様々なサービス・制度、そして家族の存在は、統合失調症の患者さんにとって大きな支えとなります。一丸となって病気を克服し、楽しく豊かな人生を取り戻しましょう！

統合失調症を患者さんとともに克服する

病気を受け入れ、復帰をめざす

統合失調症の回復には、薬物療法とリハビリ、そして患者さん本人の養生が大切ですが、そこには家族の協力と理解が欠かせません。

統合失調症と診断されると、多くの家族は強い衝撃を受けます。絶望して泣き崩れたり、「そんなはずはない」と否定したり、「育て方が悪かったのだ」と自分や配偶者を責めることもあります。

ではなぜ、統合失調症と告知されると、そこまで家族は動揺するのかといえば、多くが統合失調症という病気について正しい知識を持ち合わせていないからではないでしょうか。統合失調症は怖い病気、人格が崩壊してしまう、一生病院から出られない…。そんな誤解や偏見が、得体の知れない不安や恐怖を引き起こしていると考えられます。

しかし、統合失調症は100人に1人が発症している身近な病気であり、決して人格が崩壊してしまうものではありません。完治は難しいといわれてはいるものの、病気と上手く付き合いながら、社会へ復帰している患者さんは大勢います。

また、「育て方が悪かった」「遺伝のせいではないか」などと、発症の因果関係にこだわるのも、実は無意味です。統合失調症の発症の原因は、よくわかっていないというのが現状ですが、少なくとも家庭環境や遺伝の影響だけで発症することはありません。根拠のない罪悪感や不安感から、患者さんに腫れ物にでも触るような接し方をしてしまうのは、家族にとっても患者さん本人にとってもよくありません。

病気を正しく理解し、受け入れることができれば、家族がご自身を責めることも、本人の将来を悲観することもなくなるはずです。

発症の因果関係・原因にこだわらない

統合失調症と告知されると……

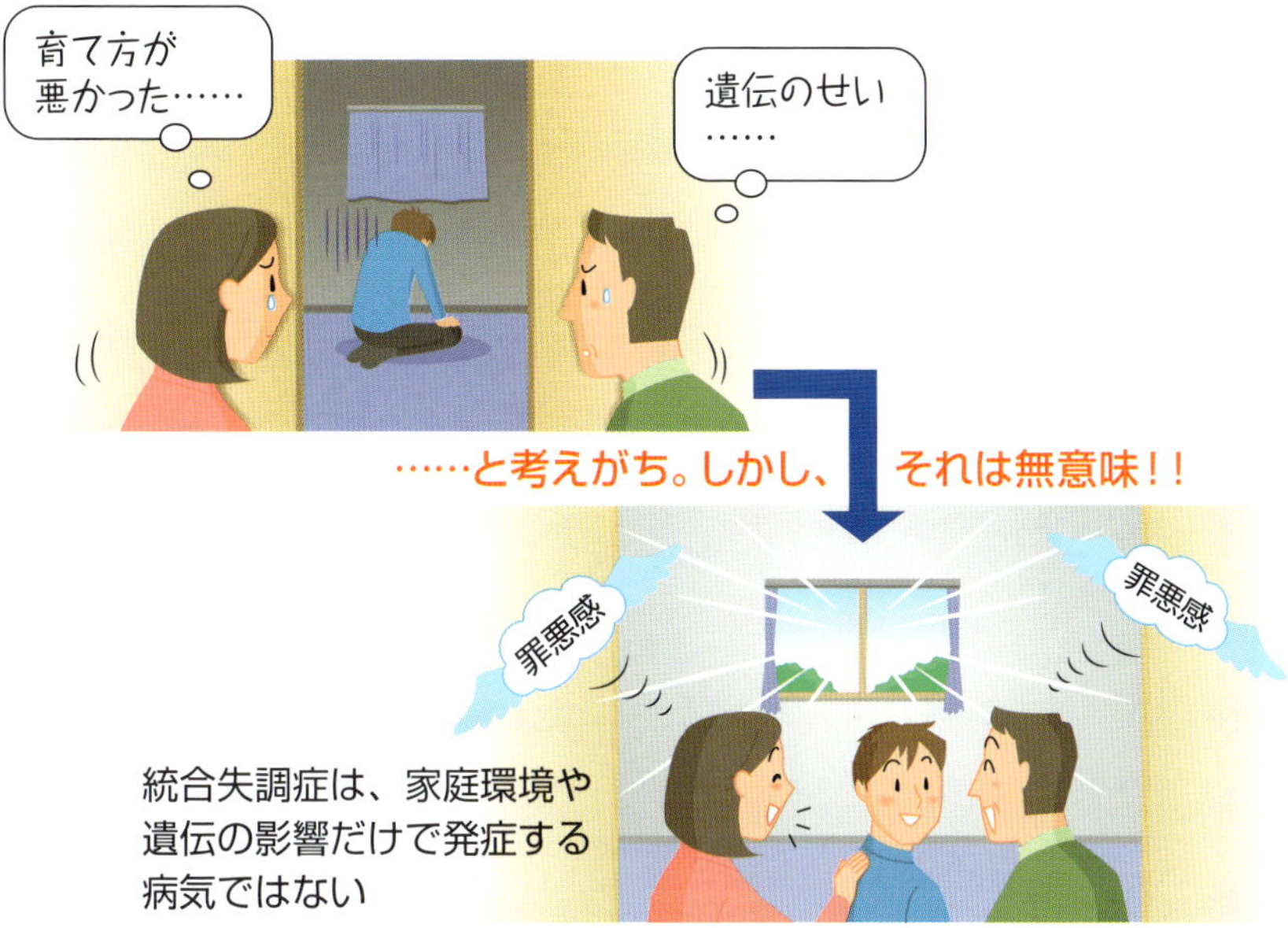
育て方が
悪かった……
遺伝のせい
……
……と考えがち。しかし、それは無意味！！
罪悪感
罪悪感
統合失調症は、家庭環境や
遺伝の影響だけで発症する
病気ではない

Dr.ITOKAWA プラス1・メッセージ

病の意味を見出せば、理不尽さから解放される

病は当事者にとっても、ご家族にとっても理不尽なものです。

絲山《いとやま》秋子さんという作家がおられます。彼女は30歳代で双極性障害になられました。彼女は以下のようなことを述べています。

「発病した頃は30代前半だったから、病を理不尽に感じたこともあった。けれども40代の後半ともなれば、持病を抱えている人は少なくないし、加齢によって早朝に目が醒めたり、疲れがとれにくくなっている人は周囲にたくさんいる。世の中には体質的に胃腸が弱い人も、発熱しやすい人もいる。無理が続いたときに体からのSOSとして頭痛を発する人もいるし、腰にくる人もいる。」

つまり、誰にもいつかは訪れる「無理が続いたときのSOS」として病気を捉えられるようになっています。

絲山さんがされたように何らかの意味が見えたとき、理不尽さから解放されるように思います。こうした「病の意味」は、当事者のみならず、ご家族も見出すことが理不尽さからの解放につながります。親や兄弟から見た意味と、子どもがたどり着いた意味が同じ必要はありません。ふと、腑《ふ》に落ちることが大切だと思います。（文献⑥：157頁）

脳の負担を減らせば、薬も減らせる

　統合失調症は経過の長い病気です。10代や20代といった若い世代で発症した場合、数十年という単位で病気と付き合っていくことになります。ただし、その間は一貫して悪い状態が続くわけではありません。よい状態のときもあれば、悪い状態のときもあります。できるだけよい状態を長く維持し、悪い状態に陥らないようにしていくというのが、統合失調症の治療の大きな目標といえます。

　そこで注意しなければならないのは、家族も患者さん本人も、悪いことばかりに目が行きがちだということです。発症の原因探しが無意味なのと同様、「あのとき、あれをしたのがよくなかった」「こんなことをしなければよかった」などといった後悔や原因探しほど脳に悪いことはありません。効くはずの薬もどんどん効かなくなってしまいます。

　注目すべきは、悪かったときではなく、「よかったとき」のことです。人間には自然治癒力というものがあります。よかったときというのは、患者さんが自然治癒力を発揮するために、無意識のうちに脳に何かしらよいことをしている場合があります。それは、家族や周囲の人から見ると奇異なこと、腑に落ちないことであったりするかもしれません。しかしそれで、ふっとよくなることがあるのです。

　家族も患者さんも、悪かったときのことを考えるのではなく、よかったときのことに目を向けてみてください。何がよかったのか、よかったときに患者さんはどんなことをやっていたのかを考えてみる。何がよかったのかわからない場合は、よかったときのことを皆で思い出し、そのときのことを考えるだけでもかまいません、それは、悪いときを反省するより、脳によいことなのです。脳によいことを少しずつ生活に取り入れていくと、効かなかった薬が効いてくることがあります。効いていた薬は効き過ぎることもあり、量を減らすことも検討できます。

病気は「よい状態のとき」に注目する

統合失調症は「よい状態」と「悪い状態」がくり返すことがある

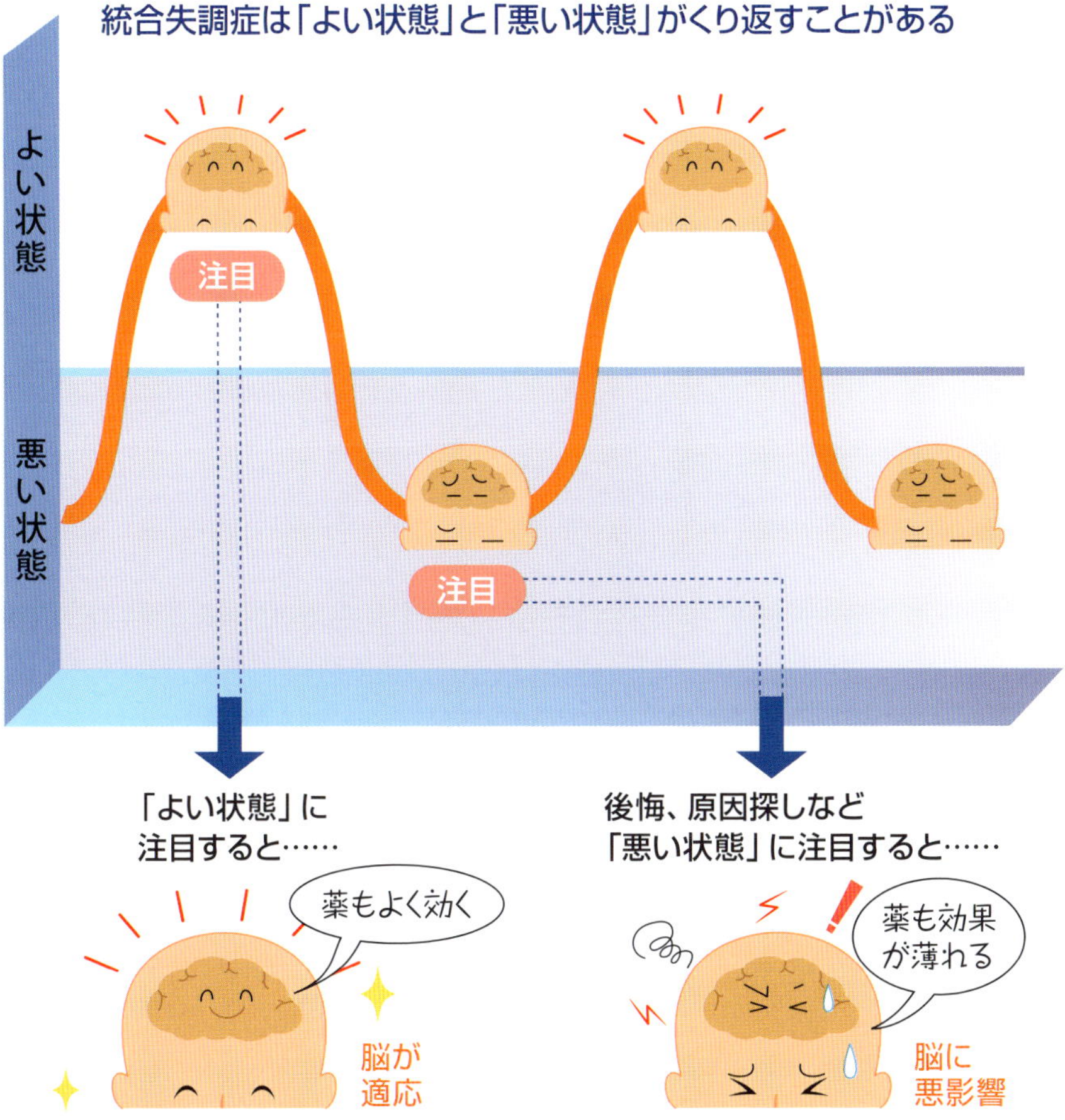

Dr.ITOKAWA プラス1・メッセージ

病気の家族を支えるには、楽な生活をめざす

都立松沢病院院長の齋藤正彦先生が、認知症の方がいるご家族のポイントを以下のように述べています。「病気の家族を支えるには、正しい支え方をめざさない。家族全体が合格ラインを超えることが重要で、病気の家族だけが満点でご両親が30点という生活は長続きしません。教科書のような正しい支え方をめざすのでなく、楽な生活をめざすことが大切。」（日本精神神経学会「齋藤正彦先生に「認知症」（関わり）を訊く」より一部改変して引用）。

認知症を慢性疾患に置き換えても参考になるコメントだと思います。

患者さんとのコミュニケーションを大切に

統合失調症の患者さんは病識を持ちにくいため、自分の置かれている状況がわからない、ましてや家族の気持ちなどわからないだろうと思われがちですが、そんなことはありません。幻覚や妄想、興奮といった症状が強く現れているときでさえ、自分の置かれた状況を不安に思っていますし、家族の様子にも敏感です。

患者さんは、家族に理解してほしい、受け入れて欲しいと願っています。しかし、認知機能障害のため、コミュニケーションがうまく図れず、家族との交流もとれなくなり、孤立感を深めている場合が少なくありません。

患者さんの悩みや訴えには、できるだけ耳を傾けてあげるようにしてください。患者さんが同じことを何度もくり返し話していると、「またその話か」と聞き流したくなるかもしれませんが、話を最後まで聞いてあげると患者さんは安心し、コミュニケーションがスムーズになります。

こちらから何かを伝える場合は、あいまいな言葉や表現は使わず、会話の内容をできるだけ簡潔にして、理解しやすい言葉づかいで話すようにしましょう。ただし、患者さんを小さな子どものように扱うのではなく、ひとりの自立した人間として認めて、話をするよう心がけることも大切です。

また、早く回復してほしいという焦りから、怠惰な患者さんに苛立ち、責めてしまったり、奇異な言動に付き合うことに疲れ、理屈で対応して気まずい思いをしたりすることもあるでしょう。家族もひとりの人間ですから、それも仕方のないことです。自分を責める必要はありません。

ただ、それでも批判的な言葉はできるだけ避け、患者さんに共感し、理解の姿勢を示すことが患者さんを安心させ、結果、回復につながるのだということを忘れないでください。

治療中のコミュニケーションのコツ

治療中はコミュニケーションがうまく図れず、不安や孤立感を深めている場合が少なくない

スムーズなコミュニケーションのコツ

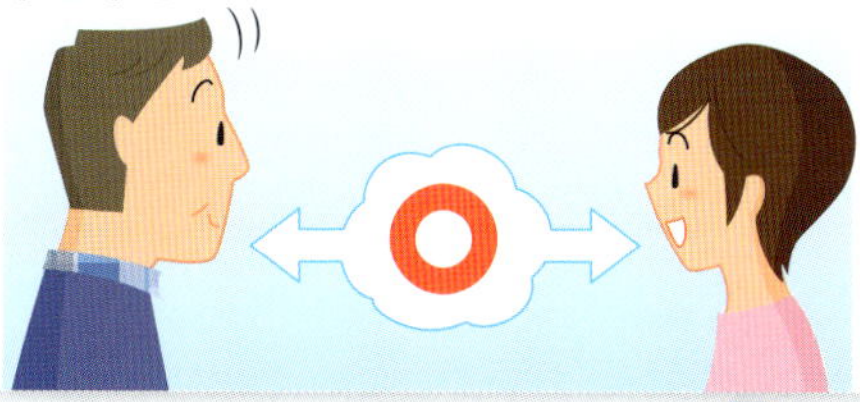

- 悩み訴えに耳を傾ける
- あいまいな言葉、表現は避ける
- 会話は簡潔にする

など

本人が安心感を抱き、回復につながる

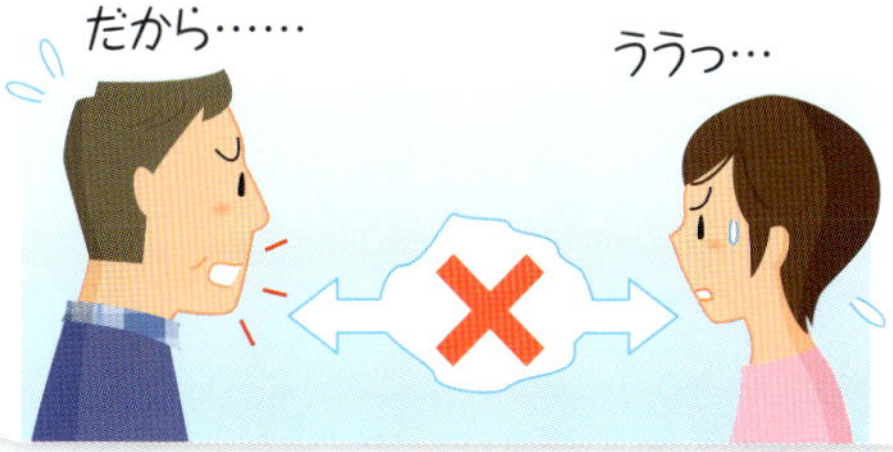

- 子ども扱いする
- 「またその話…」と聞き流す
- 批判的な言葉を使う

など

本人が不安を抱き、回復が遅れる

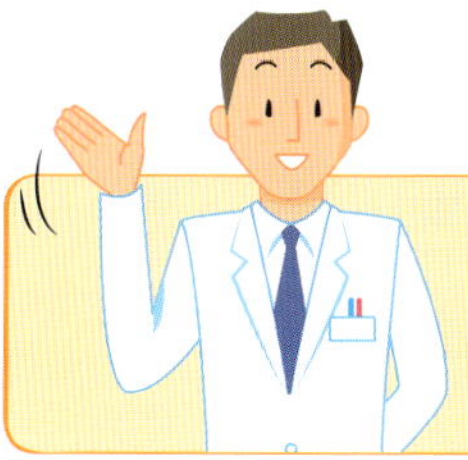

患者さんは「自分の置かれた状況」に不安を抱き、家族の様子にも敏感。本人の気持ちに寄り添うコミュニケーションが大切

家族教室や家族会に参加してみる

統合失調症は長い経過を辿る病気ですから、患者さん中心の生活を続けていると、家族にも疲労やストレスが蓄積されます。家族が体調を崩したり、精神的に落ち込んだりすると、それは患者さんにも伝わり、回復に悪影響を与えてしまいます。家族の生活は患者さん中心になりすぎないようにし、自分自身の生活のリズムをできるだけ崩さないよう心がけることが大切です。

患者さんのケアやサポートは、家族だけでこなせるものではありません。デイケアや訪問看護などを上手に活用して、家族の負担を少しでも減らしましょう。

悩みや不安を家族だけで抱え込んでしまうのもよくありません。心配ごとや困ったことがあれば、かかりつけの病院の主治医や看護師、ケースワーカーなどに相談しましょう。また、地域の保健所や精神保健福祉センターなどにも相談窓口があります。

一方で、同じ悩みを抱える人との交流の場として、「家族会」に参加してみるという方法もあります。家族会とは、患者さんの家族が主体となって運営・活動している自助グループで、患者さんの家族が集まり、悩みを語り合ったり励まし合ったりすることで、互いに支え合うことを目的としています。

また、医療機関や保健所、精神保健福祉センターなどが運営している「家族教室」というものもあります。こちらは、専門家による講義や質疑応答を通して、病気についての正しい知識を学んだり、患者さんへの接し方やコミュニケーションの方法を練習したりします。複数の家族が一緒に参加して行われるので、自分たちの体験や悩みを語り合ったりすることもできます。

家族の心や生活にゆとりをつくるためにも、こうした家族会や家族教室に積極的に参加してみるとよいでしょう。

悩みや不安を家族だけで抱えこまない

治療中の家族は疲労やストレスが蓄積される。患者さんのみならず、家族へのサポートをする場も重要となる

家族へのサポート その❶ 家族会

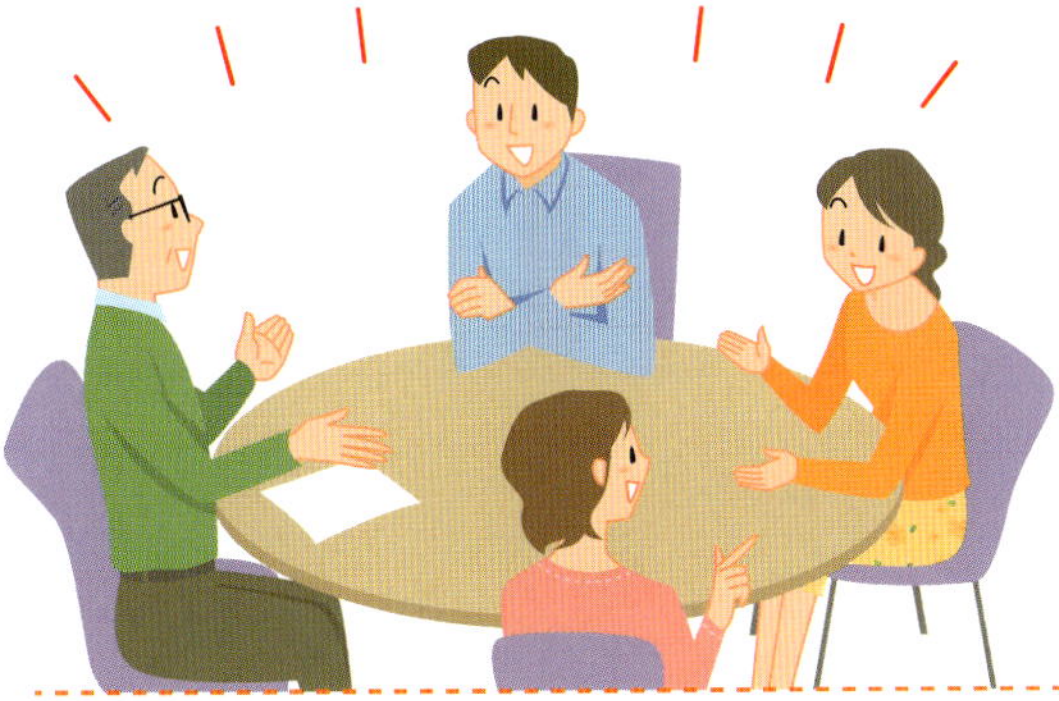

家族会とは、患者さんの家族が主体となって運営・活動している自助グループ。家族が集まり、悩みを語り合ったり励まし合ったりすることで、互いに支え合うことを目的としている家族交流の場

家族へのサポート その❷ 家族教室

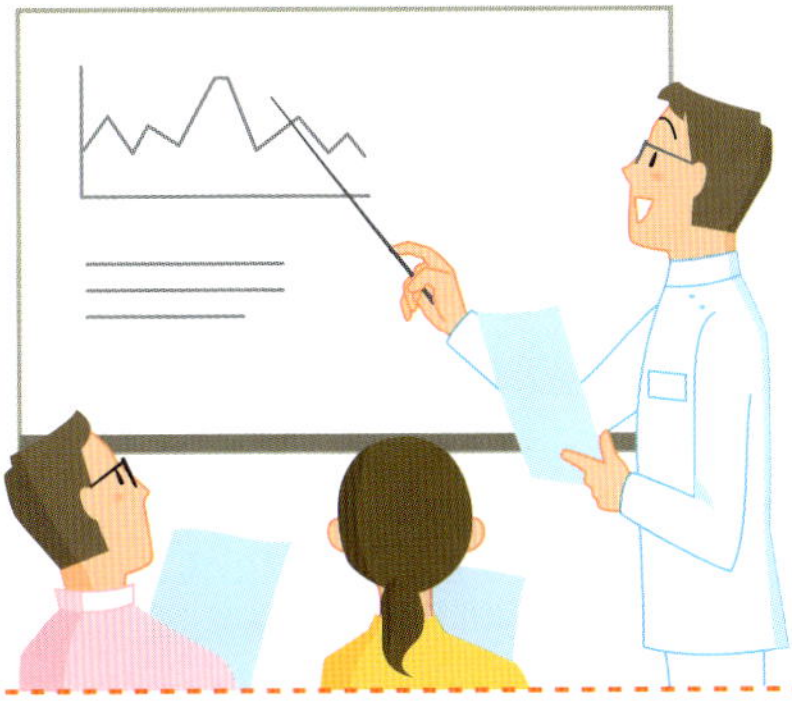

家族教室とは、専門家による講義や質疑応答を通して、病気についての正しい知識を学び、患者さんへの接し方やコミュニケーションの方法を練習したりする教室

参考となるホームページ

- ●公益社団法人 全国精神保健福祉会連合会 「みんなねっと」
  https://seishinhoken.jp/
- ●全国障害者とともに歩む兄弟姉妹の会
  http://www.normanet.ne.jp/~kyodai/
- ●特定非営利活動法人 地域精神保健福祉機構・コンボ
  https://www.comhbo.net/

入院中に家族ができること

面会時の接し方

統合失調症の急性期には、入院しての治療が必要になることも少なくありません。入院を嫌がる患者さんは少なくありませんし、家族のなかにも様々な理由で入院はさせたくないと考える方もおられるでしょう。しかし、医師が入院治療を必要と判断した場合は、それが本人にとっても家族にとっても最善の策であることを理解してください。

入院中の家族の対応ですが、入院している患者さんにとって、家族の存在は大きな支えとなります。とくに家族との面会は大切な時間です。できれば1週間に1度くらいの頻度で面会に訪れるとよいでしょう。

ただ、患者さんのなかには、家族に会いたがらない人もいます。そのような場合でも、病院のスタッフなどに本人の様子を聞き、家族が会いたがっていることを伝えてもらうようにしてください。家族の気持ちが伝わると伝わらないとでは大きく違います。間接的なつながりであっても、患者さんの孤立感や不安はやわらぐものです。

また、面会時に、患者さんから要望や頼まれごとをされることもあるでしょう。このとき、患者さんと約束するのは、実現できる範囲にとどめるようにします。患者さんとの信頼関係を守るためには、約束したことはきちんと実行し、できないことは「できない」とはっきり伝えることが大切です。

家族の接し方は、患者さんの病状に大きく影響するといわれています。患者さんのことを感情的に批判、非難するのはもちろん、「早く元気になって」と強く励ますのもよくありません。長い目で、あたたかく見守るようにしましょう。

入院中――面会時の家族の対応と配慮は

家族との面会は入院中の患者さんにとって大切な時間。
1週間に1度くらいの頻度で面会に訪れるのが望ましい

面会時に家族が配慮したいこと

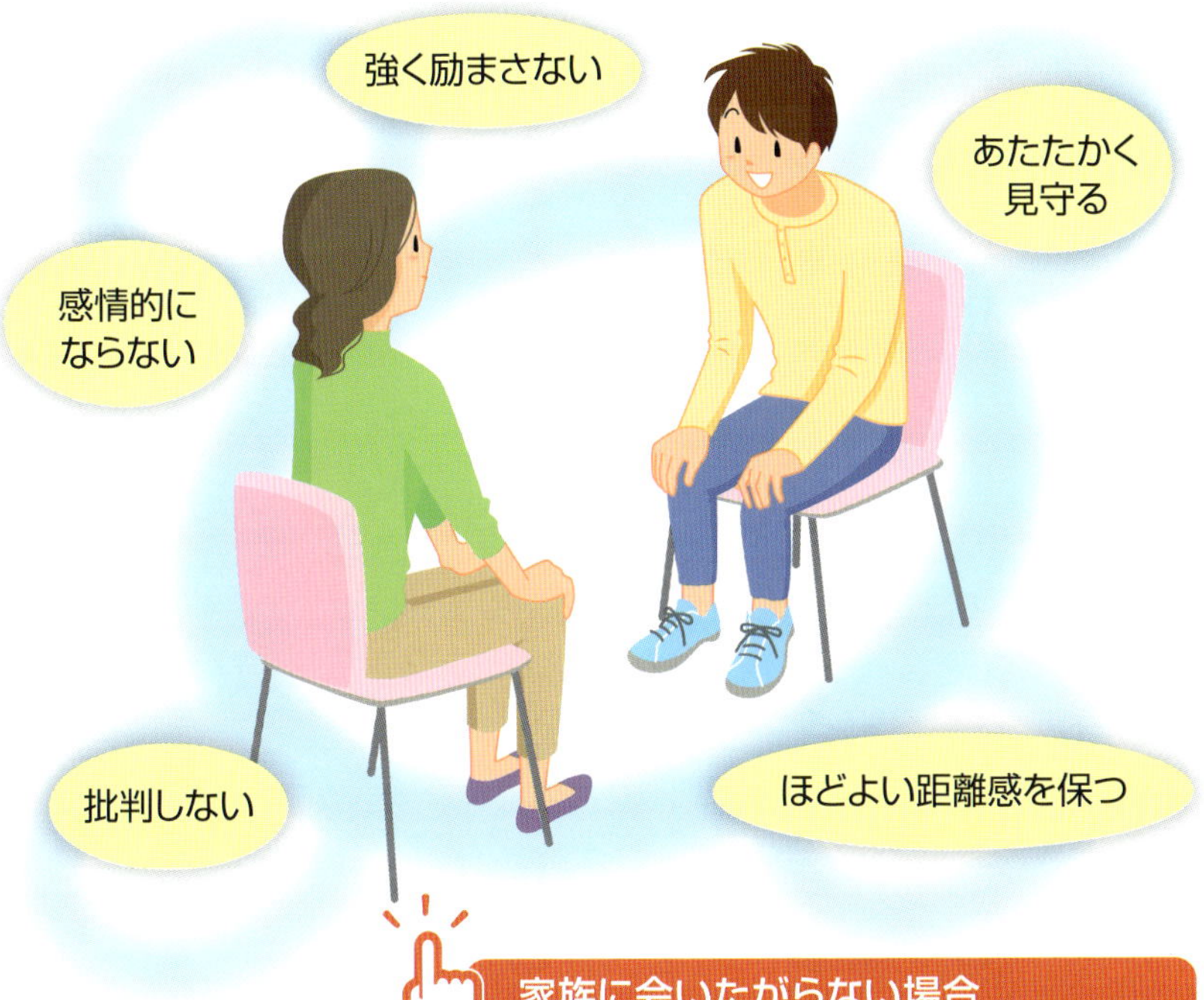
強く励まさない
あたたかく見守る
感情的にならない
批判しない
ほどよい距離感を保つ

家族に会いたがらない場合

病院のスタッフに様子をきき「家族が会いたがっている」ことを伝えてもらう。間接的ではあっても孤立感や不安感はやわらぐ

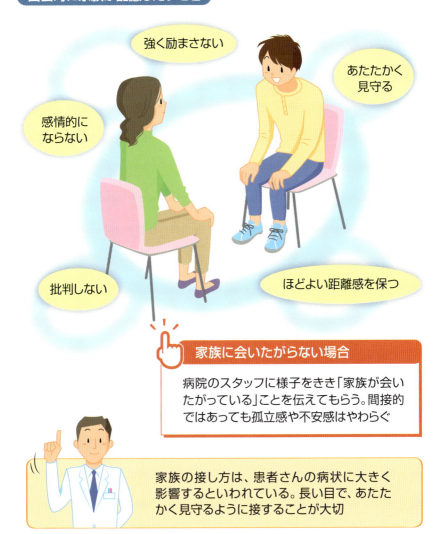

家族の接し方は、患者さんの病状に大きく影響するといわれている。長い目で、あたたかく見守るように接することが大切

自宅療養中に家族ができること

患者さんの精神的な危機を回避する

自宅療養での最大の課題は、再発を最小限に食い止めることです。そこで、指示通りに服薬を続けてもらうと同時に、再発の引き金となるストレスを回避することが大切になります。

入院中とは違い、自宅療養中は日常生活の様々なストレスにさらされます。なかでも、統合失調症の患者さんがとくに注意したいのは、「突然の大きな変化」と「人間関係による慢性的な刺激」です。

統合失調症の人に起こる突然の大きな変化には、身内や親しい人との死別、別居や離婚、家族の健康の変化などが考えられますが、こうした不意に訪れる変化にうまく対処できないと、病状の悪化や再発につながることがあります。また、デイケアなどの施設での人間関係、仕事に復帰している場合は職場での人間関係、もちろん家族との関係がストレスになっている場合もあります。このようなストレスをきっかけに患者さんが精神的な危機に陥り、緊急事態を招いたり、再発してしまうことがあるのです。

家族は、患者さんの危機的状況を事前にキャッチするために、次のようなケースに注意してください。

●服薬を中断してしまう
●一人暮らしをしようとしている
●仕事で強いストレスを感じている
●1日の活動量が極端に増えた
●周囲の人とトラブルを起こす
●お酒を飲み始める　など

以上のような兆候がみられたら要注意です。患者さんの様子を注意深く観察し、精神的な混乱を見せるようなときは、直ちに主治医に相談するようにしてください。

患者さんが精神的な危機に陥る原因と予兆

患者さんの精神的な危機、再発を招く原因はおもに2つある

原因 1 突然の大きな変化

身内や親しい人との死別、別居、離婚、家族の健康の変化など

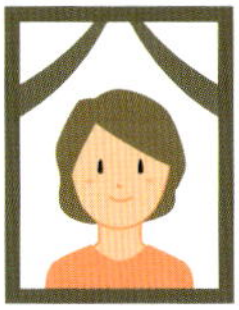

原因 2 人間関係

デイケアでの人間関係、職場や学校での人間関係、家族関係など

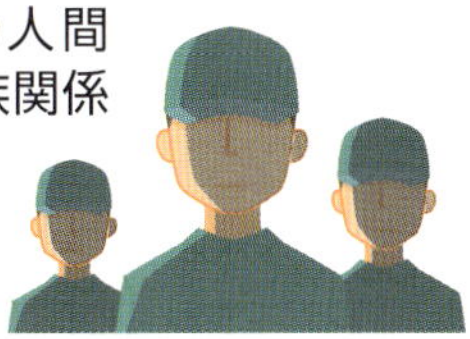

その予兆は？

- 服薬を中断してしまう
- デイケアで新しい人たちと顔を合わせる
- 一人暮らしを始めようとしている
- 復職（復学）しようとしている
- 何か新しいことが始まる
- 仕事で強いストレスを感じている
- 自己判断で市販薬を飲み始める
- １日の活動量が極端に増えた
- 周囲の人とトラブルを起こす
- 不眠が続いているのに、それを誰にも訴えない
- 新たな症状が現れたり、これまでの症状が悪化しているのに、それを医療スタッフに知らせない
- お酒を飲み始める

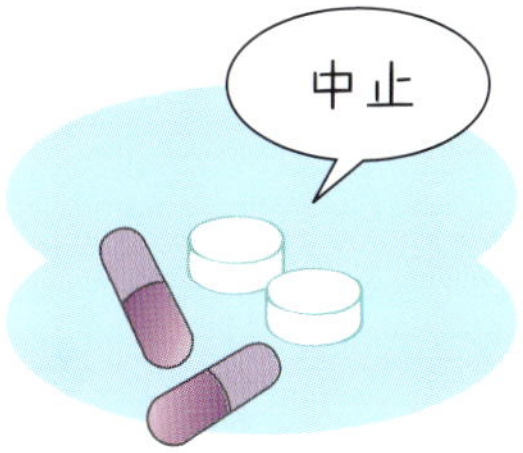

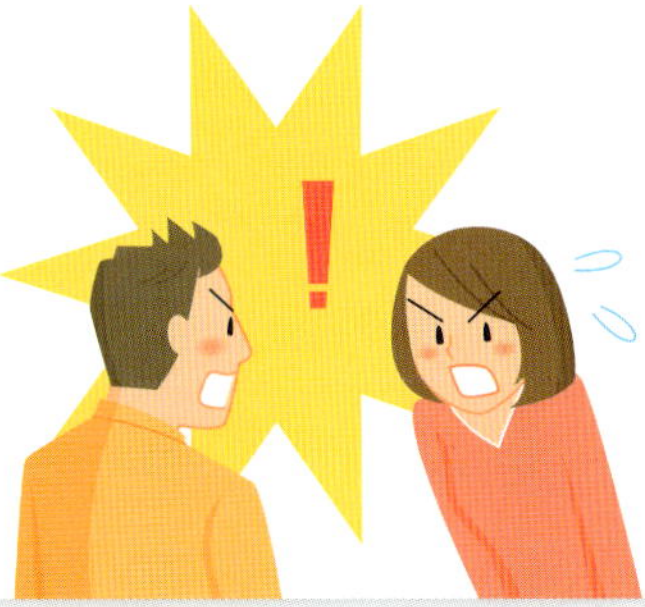

専門スタッフによる支援

地域ごとに様々な分野の専門スタッフがいる

患者さんが地域で暮らしながら療養を続けるためには、家族や医療スタッフだけでなく、様々な分野の専門スタッフの支援を受けることも大切です。

統合失調症の患者さんやその家族のなかには、病気のことを他人には知られたくないという思いから、外部に助けを求めることをせず、家族のなかだけで問題に対処しようとするケースが見受けられます。しかし、患者さんが地域で自立した生活を送るためには、外部との関わりが欠かせません。家族とともに積極的に地域の専門スタッフの力を借り、社会的なつながりを広げていくことが大事なのです。

ここでいう専門スタッフとは、いわば精神保健と福祉のプロといわれる人たちのことで、社会福祉士（ソーシャルワーカー）や精神保健福祉士（ＰＳＷ／精神科ソーシャルワーカー）、作業療法士、障害者職業カウンセラーなど、地域ごとに様々な分野の専門スタッフがいます。

なかでも、統合失調症の患者さんの療養生活を支えるにあたって中心的役割を担うのが、精神保健福祉士です。社会福祉士が障害者全般のソーシャルワーカーであるのに対して、精神保健福祉士は精神疾患を抱える患者さんに限定したソーシャルワーカーといえます。精神保健福祉士は、患者さんが地域で安心してその人らしい生活を送るため、療養上の問題、医療費や生活費などの経済問題、復学・復職、家族関係など、患者さんが直面する様々な問題について、患者さん自らが解決に向けて取り組めるよう支援してくれます。このあとに述べる諸制度の利用についても、わからないことがあれば相談してみるとよいでしょう。

患者さんを支援する様々な分野の専門スタッフ

社会福祉士（ソーシャルワーカー）

医療と生活の橋渡しを行う〝福祉のプロ〟。障害者全般を対象としており、障害のある人が日常生活で直面する諸問題の相談、助言、指導、援助などを行う

保健師

保健所や医療機関、精神保健福祉センターなどに所属し、患者さんが自宅療養を続けるための相談、援助、助言などを行う

精神保健福祉士（PSW／精神科ソーシャルワーカー）

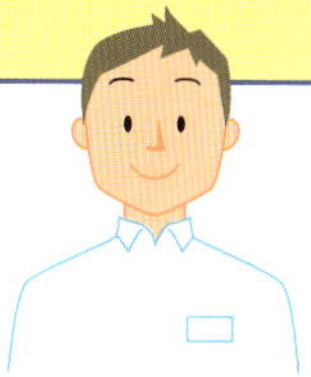

精神疾患を抱える人を専門に支援するソーシャルワーカー。精神障害のある人が地域で安心して生活を送ることを目的に、関係機関と連携をとりながら支援を行う。療養上の問題、年金などの経済的な問題、社会復帰、地域活動など、様々な問題の相談、助言、指導、援助などを行う

作業療法士（OT）

デイケアや医療施設などで、作業療法（120頁）の指導にあたる

認知行動療法士

認知行動療法（116頁）の訓練を受けた医療者、精神保健福祉士、臨床心理士など

ケアマネージャー

様々な分野の専門スタッフがチームで援助を行う場合に、チームが効率的に機能するよう全体をマネジメントする。精神保健福祉士が、この役割を担うことが多い

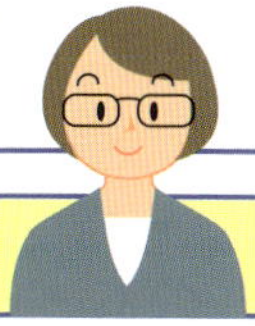

障害者職業カウンセラー

心理学や社会福祉の専門知識を持ち、地域の障害者職業センターで障害を持つ人の就労支援にあたる専門家。障害者の職業相談を受けて、その人に最も適したリハビリのプログラムをつくる

障害者職業相談員

地域のハローワークに配置され、障害者専門窓口を担当する

患者さんのための支援制度

精神障害者保健福祉手帳

統合失調症の療養生活が長くなると、経済面や生活面で様々な問題が生じてきます。そこで、医療費や生活費、就労、自立などを支援する公的制度を上手に活用しましょう。

「精神障害者保健福祉手帳」*（以下、精神障害者手帳）は、精神障害を持つ人の自立と社会参加を促進するために設けられた制度です。障害者を対象とする手帳制度は、かつては身体障害者（「身体障害者手帳」）と知的障害者（「療育手帳」）のみが対象でしたが、精神保健福祉法により、1995年からは精神障害者に対しても精神障害者手帳が発行されるようになりました。統合失調症のほか、うつ病や双極性障害、てんかん、薬物やアルコールによる急性中毒、発達障害（自閉症、学習障害、注意欠陥多動性障害など）、そのほかの精神疾患（ストレス関連障害など）などが対象となります（2年ごとに更新）。

精神障害者手帳は、障害の程度により1級～3級に分かれており、等級に応じて様々な福祉サービスや支援、優遇措置を受けられます（次頁参照）。申請は、居住の市区町村の障害者福祉窓口で行います。市区町村が独自で行っている優遇措置もあるので、最寄りの担当窓口に問い合わせてみましょう。

なお、精神障害者手帳は、統合失調症と診断されたからといって、必ず申請しなければならないわけではありません。患者さんのなかには、世間体などから手帳を持つことに抵抗を感じる人もいるようです。ただ、このような心理的なデメリットに対して、手帳を持つことの実質的なメリットは非常に大きいので、不安な人はソーシャルワーカーなどに相談してみるとよいでしょう。

用語解説　精神障害者保健福祉手帳　手帳の表紙には「障害者手帳」とだけ表示されていて、表紙を見ただけでは精神障害者の手帳であることがわからないようになっている。2年ごとの更新時に返還することもでき、返還手続後は登録されている生年月日や交付番号は削除されるなどの配慮がなされている。

精神障害者保健福祉手帳の申請と利用

申請条件

- 精神疾患のため、長期にわたって日常生活や社会生活に制約（障害）があること
- 対象となる精神疾患と診断されてから6か月以上経過していること

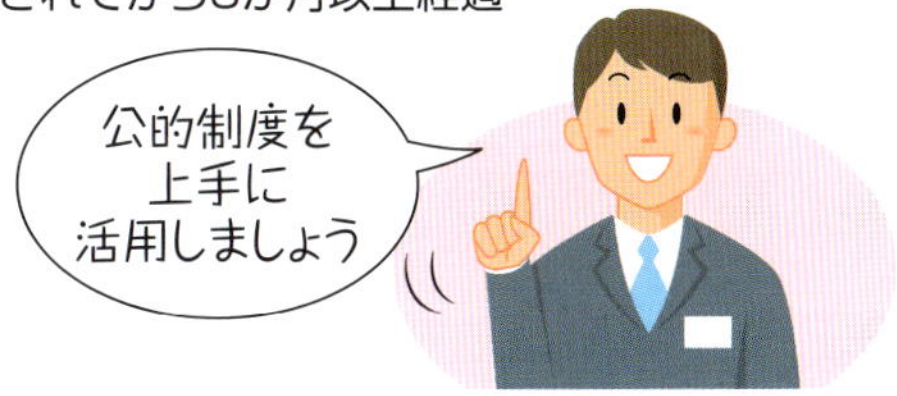

必要書類

- 申請書
- 診断書
- 本人の写真
- 個人番号カード（マイナンバーカード）、もしくは通知カード
- 身分証明書（運転免許証、健康保険証など）

申請窓口

- 市区町村の障害者福祉窓口

※申請するのは本人。ただし、家族やソーシャルワーカーなどが代行することもできる

おもなサービス・優遇措置

- 税制の優遇措置
- 生活保護の障害者加算（1級および2級のみ）
- 医療費の助成
- 公営住宅などへの優先入居
- 交通費の助成
- バス、地下鉄、電車の運賃割引（企業による）
- 携帯電話料金の割引（申し込みは販売会社へ）
- NHK受信料の減免　　など

※そのほかにも、自治体や民間団体、民間企業などが独自に行っているサービスや優遇措置もある

障害者に対する所得保障制度

統合失調症の人を経済的に支援する所得保障制度には、年金、社会手当、生活保護の3つがあります。

まず年金制度ですが、障害年金には「障害基礎年金」と「障害厚生（共済）年金」があり、加入している年金の種類によって支給額などが異なります。

国民年金に加入している人が請求できるのは、障害基礎年金です。障害基礎年金には1級と2級があり、いずれかに該当する決定がなされた場合、等級に応じて定額が支給されます。

一方、厚生年金や共済年金に加入している人は、障害基礎年金に上乗せして障害厚生（共済）年金を請求できます。障害厚生（共済）年金の等級は、1級・2級に加えて3級があり、支給される対象が障害基礎年金よりも広くなります。支給額は障害の等級のほか、これまでに年金に納めた金額などによって違ってきます。

各種の社会手当の対象となるのは、通院しながら療養生活をしている精神障害者で、都道府県知事、市長、福祉事務所を管理する町村長の認定を受けた人です。精神障害者本人に支給される「特別障害者手当」や「障害児福祉手当」のほか、精神障害のある児童を養育する人に支給される「特別児童扶養手当」があります。

生活保護は、傷病など何らかの事情で十分な収入が得られず、生活が著しく困難なケースに対して、最低限の生活を保障する制度です。「預貯金はもちろん、土地や家屋、有価証券などの資産が一切ない」「扶養義務者からの援助を受けられない」「働いても一定の収入を得るのが難しい」など、受給するためにはいくつかの要件があり、生活状況を把握するための調査（家庭訪問など）も行われます。細かい支給基準は住んでいる地域によって異なるので、くわしくは申請・相談窓口となる市区町村の福祉事務所にお問い合わせください。

所得を保障する制度

障害年金

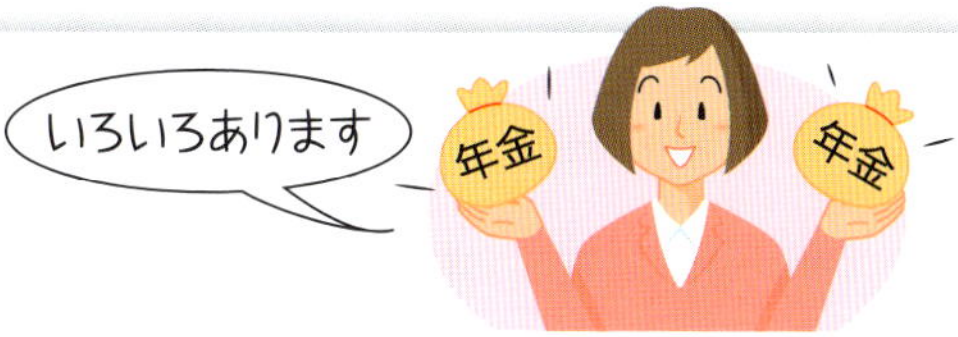

種類

- 障害基礎年金（障害等級1～2級※）…国民年金をベースに支払われる年金
- 障害厚生（共済）年金（障害等級1～3級※）…厚生年金をベースに支払われる年金

※精神障害者手帳の等級とは異なる

［支給される年金の種類］

障害等級	初診日に加入していた年金制度				
	国民年金	厚生年金		共済年金	
1級	1級障害基礎年金	1級障害基礎年金	1級障害厚生年金	1級障害基礎年金	1級障害共済年金
2級	2級障害基礎年金	2級障害基礎年金	2級障害厚生年金	2級障害基礎年金	2級障害共済年金
3級	—	—	3級障害厚生年金	—	3級障害共済年金

年金額

- 障害基礎年金

  1級：977,125円+子の加算※

  2級：781,700円+子の加算※

※第1子・第2子は各224,900円、第3子以降は各75,000円。なお、ここでいう「子」とは、「18歳到達年度の末日（3月31日）を経過していない子」または「20歳未満で障害等級1級または2級の障害者」に限る

- 障害厚生年金

  障害の等級のほか、これまでに年金に納めた金額などによって異なる

受給資格

1）初診日の時点で以下のいずれかに当てはまること
- 国民年金か厚生年金・共済年金のいずれかに加入していた
- 20歳未満であった
- 60歳以上65歳未満で、過去に国民年金か厚生年金・共済年金のいずれかに加入していた（老齢基礎年金を繰り上げしている場合は除く）

2）一定の保険料の納付要件を満たしている（初診日に20歳未満であった場合は除く）

3）障害認定日において一定の障害状態にあること

（金額は令和2年度）

障害者総合支援法の福祉サービス

「障害者総合支援法」とは、障害をもつ人が住み慣れた地域で安心して暮らせるよう、障害をもつ人の日常生活および社会生活を総合的に支援するための法律です。障害者総合支援法による福祉サービスは、「自立支援給付」と「地域生活支援事業」の2つに大きく分けられます。

自立支援給付とは、障害のある人が福祉サービスを利用した際に、行政が費用の一部を負担するものです。基本的には全体費用の9割が給付されますが（本人負担は1割）、住民税が非課税の世帯であれば全額給付（本人負担は0）されます。

自立支援給付には、大きく分けて「障害福祉サービス（介護給付、訓練等給付）」「自立支援医療」「補装具」の3つの給付があります。たとえば、自立支援医療の「精神通院医療」*を利用すれば、精神科の通院医療にかかる医療費の自己負担が、通常の3割から1割に軽減されます。

一方、地域生活支援事業とは、各地域の実情に応じて実施される事業や、相談支援やコミュニケーション支援など個別の給付には当たらない事業をまとめたものです。障害のある人に創作的活動や生産活動の機会を提供する「地域活動支援センター」や、自立度の高い人に低額な料金で居室を提供する「福祉ホーム」などの運営も、地域生活支援事業に含まれます。

なかでも相談支援では、生活上の相談のほか、住んでいる地域ではどんなサービスが提供されているのか、自立支援給付を受けるためにはどうすればよいのかなどといった、福祉サービスの利用に関することも相談できます。

障害者総合支援法にもとづく福祉サービスについて、くわしい情報やサービスの受給を希望する場合は、市区町村の障害福祉担当窓口に問い合わせてみましょう。

用語解説
自立支援医療の精神通院医療　医療費の負担は原則１割。ただし、世帯の所得や症状などに応じて、自己負担上限月額が設定される。１年ごとに更新が必要。

障害をもつ人の自立を支えるサポート体制

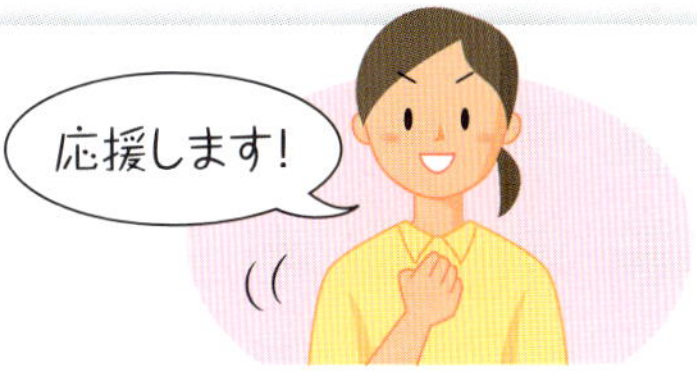

自立支援給付

障害福祉サービス

介護給付

- 居宅介護（ホームヘルパー）
- 重度訪問介護
- 同行援護
- 行動援護
- 重度障害者等包括支援
- 短期入所（ショートステイ）
- 療養介護
- 生活介護
- 施設入所支援

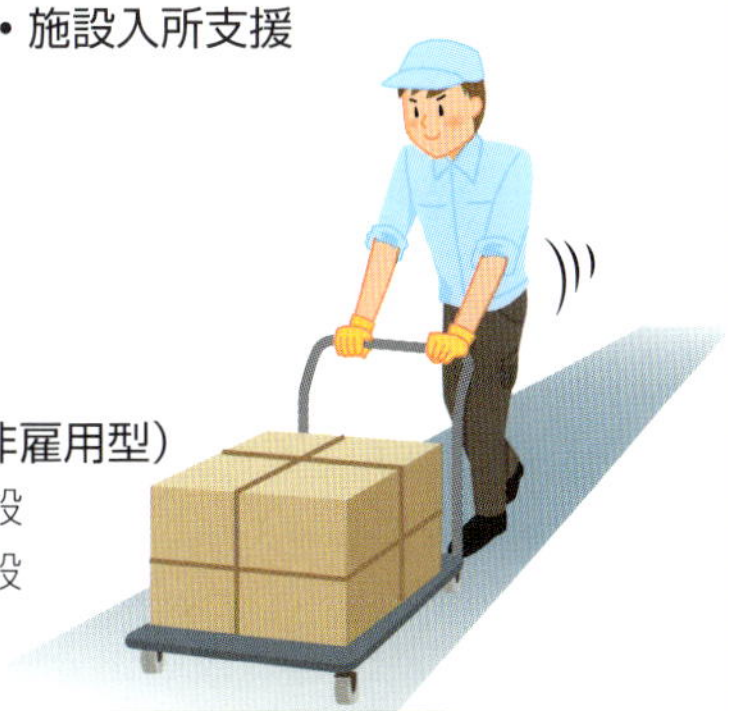

訓練等給付

- 自立訓練（機能訓練・生活訓練）
- 就労移行支援
- 就労継続支援（A型＝雇用型、B型＝非雇用型）
- 就労定着支援 ※平成30年4月より新設
- 自立生活援助 ※平成30年4月より新設
- 共同生活援助（グループホーム）

自立支援医療

- 育成医療
- 更生医療
- 精神通院医療

補装具

身体障害者用の義肢、車いす など

地域生活支援事業

市町村事業

- 理解促進研修・啓発
- 自発的活動支援
- 相談支援
- 成年後見人制度利用支援
- 意思疎通支援
- 移動支援
- 地域活動支援センター　など

都道府県事業

- 専門性の高い相談支援
- 広域的な支援
- 専門性の高い意思疎通支援を行う者の養成・派遣
- 疎通を行う者の派遣に係る連絡調整　など

就労のためのサポート

統合失調症の人の就労をサポートするサービスはたくさんあります。ここでは、おもなものをいくつか紹介しておきましょう。

まず就労活動の中心的な窓口となるのが「ハローワーク」や「地域障害者職業センター」です。

ハローワークには、障害者のための相談窓口があり、その人の希望や現在の状況に合った仕事を紹介してくれるとともに、就労に関する様々な相談を行っています。たとえば、今すぐ働くのは不安だという人には、「障害者就業・生活支援センター」や「就労移行支援事業所」などの施設を紹介してくれます。また、紹介された仕事先で作業訓練や環境に適応するための訓練を受ける「職業適応訓練」、試し期間を設けて働くことができる「トライアル雇用」などといった制度もあります。

地域障害者職業センターは、ハローワークや医療・福祉機関、就職先の事業所などと連携しながら、就職相談、職業能力などの評価、就職前のサポートから就職後の職場適応のフォローまで、それぞれの状況に応じた継続的なサービスを提供しています。本人の希望する職種や現在の状況などを踏まえたうえでの職業能力の評価、就労に向けた様々な訓練やアドバイスを受けられるほか、「ジョブコーチ」の派遣や「リワーク支援」なども行っています。

ジョブコーチとは職場適応援助者のことで、本人と一緒に事業所（仕事先）に入り、本人が仕事をしやすいようサポートします。また、リワーク支援とは、精神疾患によって休職している人が再び職場に復帰できるよう、医療スタッフや企業と連携しながらサポートをする制度です。

統合失調症の人にとって、働くことは大きな目標であるとともに、大きな励みとなることでしょう。紹介した様々な制度やサービスを上手に活用して、社会復帰をめざしてください。

就労をサポートするサービスや制度

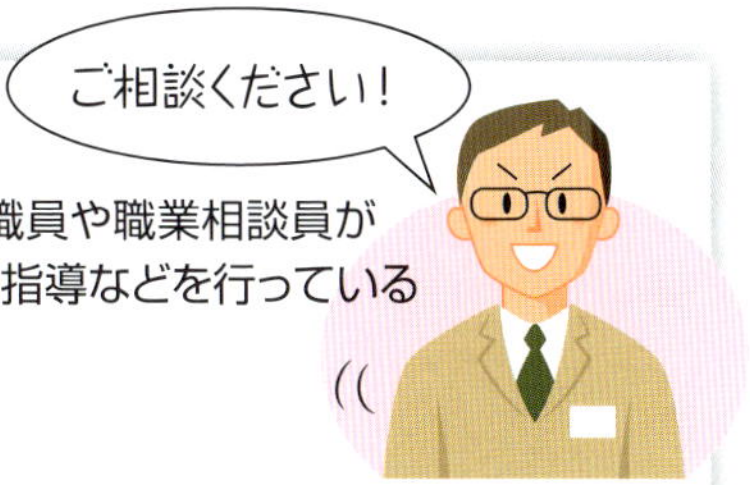

ハローワーク

障害者専門の相談窓口を設置し、専門職員や職業相談員が就職先の紹介、就職に関する相談、就業指導などを行っている

就労をバックアップする制度

- **職業適応訓練**
紹介された事業所で、作業訓練や環境に適応するための訓練を受ける。訓練生には失業給付（雇用保険受給資格者の場合）や訓練手当が支給される
- **トライアル雇用**
雇用主にトライアル雇用の申請をしてもらうことで、試し期間を設けて働くことができる制度。企業が求める適性や能力、技術などを実際に把握することができ、認められると継続雇用が可能となる。また、通勤するうえでの問題や職場の人との人間関係など、自分に合っているかどうかを確認することもできる

地域障害者職業センター

専門の障害者職業カウンセラーを配置し、職業相談･評価、専門的な職業リハビリテーションプログラム、就労準備支援、職場適応支援などを行っている

行われているサービス

- **職業能力の評価**
希望する職種などを聞いたうえで職業能力などを評価し、就労に必要なサポート内容や方法などを含む支援計画書をつくる
- **職業指導**
職業選択を適切に行えるよう、また職場でしっかり働き続けられるように相談や助言を行う。また、就労に向けての職業準備支援では、センター内での作業体験、職業準備講習カリキュラム、グループミーティングなどを通して、就労に向けた準備を進める
- **ジョブコーチ（職場適応援助者）**
企業へ実習に行くときや、就職したあとに、本人と一緒に企業に入り、本人の仕事をサポートしてくれる。企業に対しても、どのようにサポートをすればよいのかをアドバイスする
- **リワーク支援**
精神疾患によって休職している人が再び職場に復帰できるよう、医療スタッフや企業と連携しながらサポートを行う

前向きな、明るい人生を

毎日を楽しく過ごすために

　最後に、病気と上手に付き合いながら、よりよい人生を送るために大切なことをお話ししましょう。

　統合失調症は、現在のところ完治は難しく、長い経過を辿る病気です。しかし、ひと昔前にくらべると、その治療は大きく進歩し、同時に病気に対する考え方も大きく変わりました。早期に適切な治療を開始すれば、およそ半数の人が発症前の状態まで回復するとされています。一方で、統合失調症の人を受け入れる社会的な受け皿も整いつつあり、症状を抱えながらも社会で問題なく生活している人は大勢います。病気になったことを悲観する必要はないということです。

　ただ、人生を明るく前向きにするためには、病気になる前の価値観を少し見直す必要があるかもしれません。よい大学に入ること、よい企業に就職すること、がんばって成功すること、働いてたくさんお金を稼ぐこと等々、意識せずともそんな価値観に縛《しば》られて生きている人はたくさんいます。病気になったことを機に、これまでの価値観やライフスタイルを見直してみましょう。

　統合失調症を発症すると、これまではできていたことが難しくなることがあります。できなくなったことを嘆くのではなく、今できることに注目し、できることに喜びや楽しみを見出しましょう。仕事をするにしても、お金や地位、名誉のためにあくせく働くのではなく、何かの役に立っているという実感や生活に張り合いを持つという喜びのために働く。結果、その人らしく生きることができれば、それは豊かな人生といえるのです。急がず、焦らず、ゆっくりと人生を味わい楽しみましょう。

あとがき

「はじめに」にも述べたように、本書は入門書としてスタンダードな情報を整理して網羅することを心がけました。あとはインターネットを検索されれば、膨大な情報をスタンダードからの距離感をはかりつつ選別することが可能だと思います。

現代では科学的であることが1つの信頼基準とされています。近代科学はデカルトの二分法（物質と物質でないもの）を起源に、物質のみの法則性を探求することで発展してきましたから、科学的であるとは物質的であることと言い換えが可能かもしれません。物質的であるためには、物理法則に則ってデカルトが発明した座標平面上に関数で描画できる必要があります。そのため、あらゆることがグラフ化されるようになりました。たとえば、ハンバーガー店の売上げ、大学入試までの偏差値の推移、台風の進路予想図、人工衛星の軌道曲線、75g経口ブドウ糖負荷試験の血糖値変化など。これらは全て、物質的なものに置き換えることが可能という前提にたっています。

一方、私たちが生きる世界には物質ではないものも満ちていて、インターネット上にあふれている情報は、それらを科学に近似したスタイルで表現しています。夫婦喧嘩、DV、引きこもり、舌鼓《したつづみ》、生きがい、花鳥風月などでも、操作的基準（該当する項目がいくつ以上かで判定）やチェックリスト、フローチャートなどを使うと、グラフになじむように実体化できるからです。これらは、物質が物質でないものにまで進出した結果ですが、その逆、すなわち物質でないものが物質に影響することはないのでしょうか。

実は、精神科の臨床に接していると、「その逆」を経験することがよくあります。人間は、その人固有の物語を生きることがかなうと、健やかに暮らすことができるようになります。見失っていた物語と出会えたり、新しい物語を見つけられると、以前は効かなかった薬が効き始め、長年飲んでいた薬が減ることがあります。物語とは物質ではないので、物質でないものが、薬と脳という物質同士の薬理反応に変化をもたらしたことが推定できます。「はじめに」に統合失調症の治療に必要なことを①から④として述べましたが、ここで⑤として「物語」を加えたいと思います。

統合失調症からの回復には、物質と物質でないものの両方が必要です。物質を極めることがサイエンスであり、物質でないもののそれはアートともいえます。アートとサイエンスが満ちるために必要な出会いは、精神科医療に始まって同心円状に外側へと広がっています。患者家族で当事者でもあった精神科医の夏苅郁子《なつかりいくこ》先生は、精神疾患からの回復には処方される薬以外に、「人薬」と「時間薬」が必要だと述べられています。本書をきっかけに、読者の皆様がそれらと出会われますよう、心より願って応援いたしております。

参考文献

- 「統合失調症」からの回復を早める本（法研）
  【監修】糸川 昌成
- 統合失調症がわかる本―正しい理解と対処のすべて（法研）
  【編著】福西 勇夫
- 統合失調症―正しい治療がわかる本（法研）
  【著】中込 和幸
- 患者のための最新医学 統合失調症 正しい理解とケア（高橋書店）
  【監修】白石 弘巳
- 図解 やさしくわかる統合失調症（ナツメ社）
  【著】功刀 浩
- 統合失調症―その新たなる真実（PHP 新書）
  【著】岡田 尊司
- よくわかる統合失調症―
  ねばり強い治療で、回復と自立をめざす（主婦の友社）
  【監修】白石 弘巳
- 統合失調症 正しい理解と治療法（講談社）
  【監修】伊藤 順一郎
- どうしたらいいの？
  「統合失調症」正しい理解と上手なつきあい方（大和出版）
  【監修】上島 国利
- DSM-5 精神疾患の診断・統計マニュアル（医学書院）

プラス1・メッセージ　引用及び参考文献

文献① 安藤俊太郎「第８章 疫学」、日本統合失調症学会監修『統合失調症』（医学書院、2013）

文献② 神田橋條治『神田橋條治 精神科講義』（創元社、2012）

文献③ 中井久夫、山口直彦『看護のための精神医学』（医学書院、2001）

文献④ 松木邦裕『精神病というこころ―どのようにして起こり いかに対応するか』（新曜社、2000）

文献⑤ 三浦聡太郎「第３部 妄想の治療論、Ⅱ 精神療法」、鹿島晴雄ほか編集『妄想の臨床』p.449-464（新興医学出版社、2013）

文献⑥ 古茶大樹「遅発パラフレニーと接触欠損パラノイド」、鹿島晴雄ほか編集『妄想の臨床』p.370-377（新興医学出版社、2013）

文献⑦ 「こころの科学」2016 年７月号：通巻 188 号（日本評論社）

【た行】

【さ行】

索引

■監修
糸川 昌成（いとかわ・まさなり）

東京都医学総合研究所 副所長。
東京大学大学院新領域創成科学研究科 客員教授。
1989年埼玉医科大学卒業。東京医科歯科大学医学部精神神経科、東京大学脳研究施設、理化学研究所分子精神科学研究チーム、東京都精神医学総合研究所統合失調症研究部門、東京都医学総合研究所精神行動医学研究分野分野長などを経て、2018年より現職。専門は精神医学、分子生物学。都立松沢病院精神科・非常勤医師。著書に『臨床家がなぜ研究をするのか―精神科医が20年の研究の足跡を振り返るとき』（星和書店、2013）、『「統合失調症」からの回復を早める本』（法研、2013）、『統合失調症が秘密の扉をあけるまで』（星和書店、2014）などがある。

ウルトラ図解 統合失調症

平成 29 年 12 月 21 日　第 1 刷発行
令和 5 年 9 月 12 日　第 3 刷発行

監 修 者　　糸川昌成
発 行 者　　東島俊一
発 行 所　　株式会社 法 研
　　　　　　〒 104-8104　東京都中央区銀座 1-10-1
　　　　　　販売 03(3562)7671 ／編集 03(3562)7674
　　　　　　http://www.sociohealth.co.jp
印刷・製本　　研友社印刷株式会社

0103

小社は㈱法研を核に「SOCIO HEALTH GROUP」を構成し、相互のネットワークにより、〝社会保障及び健康に関する情報の社会的価値創造〟を事業領域としています。その一環としての小社の出版事業にご注目ください。

ⒸMasanari Itokawa 2017 printed in Japan
ISBN978-4-86513-284-7 C0377　定価はカバーに表示してあります。
乱丁本・落丁本は小社出版事業課あてにお送りください。
送料小社負担にてお取り替えいたします。

[JCOPY]〈出版者著作権管理機構 委託出版物〉
本書の無断複製は著作権法上での例外を除き禁じられています。複製される場合は、そのつど事前に、出版者著作権管理機構（電話 03-5244-5088、FAX 03-5244-5089、e-mail: info@jcopy.or.jp）の許諾を得てください。